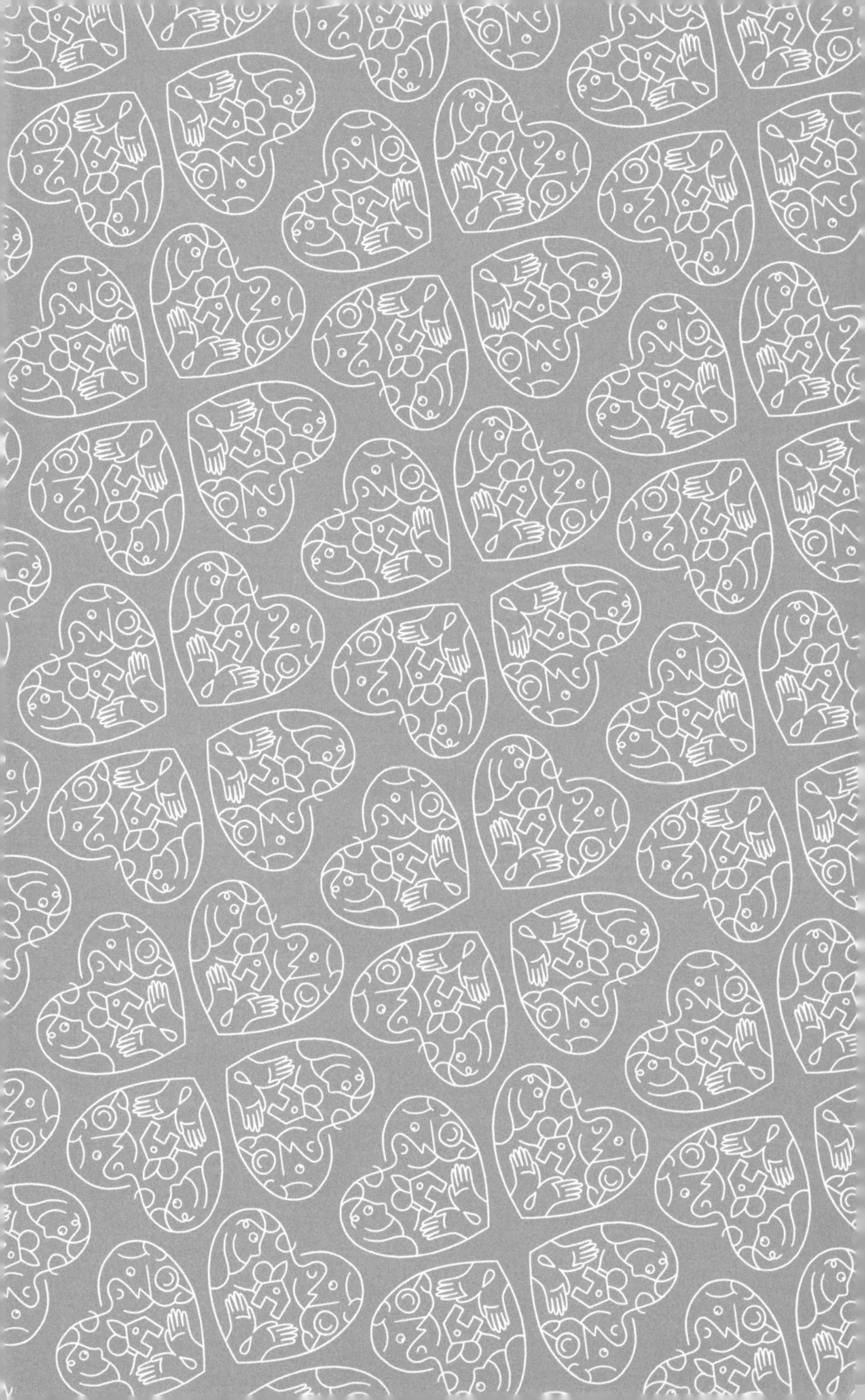

Multiple Sklerose

VERSTEHEN UND ACHTSAM BEGLEITEN

EMPFOHLEN VON:

Deutsche Hirnstiftung e.V.

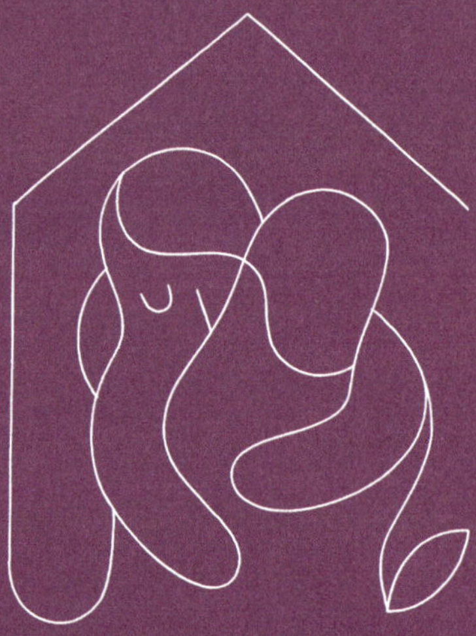

INHALT

Gender-Hinweis: *Die in diesem Buch verwendeten Personenbezeichnungen beziehen sich gleichermaßen auf weibliche, männliche und diverse Personen.*

Ein Buch, das „abholt“

VORWORT DER DEUTSCHEN HIRNSTIFTUNG

Eine neurologische Krankheit wie die Multiple Sklerose (MS) ist immer lebensverändernd – nicht nur für die Betroffenen selbst, sondern auch für ihr Umfeld. In Partnerschaften, innerhalb der Familie und im Freundeskreis entstehen mit der Diagnose MS meist viele Fragezeichen. Wer hilft? Was bedeutet das für unseren Alltag, unsere Pläne, unsere Sicherheit? Wie finden wir einen guten Weg des Umgangs mit der Erkrankung?

Mit diesem Ratgeber halten Sie ein Buch in den Händen, das ausdrücklich Sie als Angehörige oder Angehörigen anspricht: Ihre Sorgen, Ihre Rolle, Ihre Unterstützungsmöglichkeiten, aber ebenso Ihre Grenzen.

Hier finden Sie die Grundlagen, Therapien und praktische Hilfen wissenschaftsbasiert zusammengefasst – vom besseren Verständnis der Erkrankung über medizinische Details bis hin zu sozialmedizinischen und beruflichen Aspekten. Was Wissenschaft und Alltag verbindet: Unsicherheit lässt sich nicht abschaffen, aber man kann Kompetenzen im Umgang mit der Multiplen Sklerose aufbauen.

Persönliche Erfahrungsberichte Betroffener in diesem Ratgeber ergänzen die wichtigen Fakten zur Multiple-Sklerose-Erkrankung. Sie können Mutquelle sein und zeigen, dass man auch mit und trotz der Krankheit ein erfülltes Leben führen kann.

Das alles sind Gründe, warum wir als Deutsche Hirnstiftung dieses Buchprojekt unterstützt haben. Nicht nur, um sicherzugehen, dass alle medizinischen Informationen korrekt sind, sondern auch, um Betroffenen und Angehörigen einen lebensnahen Ratgeber an die Hand zu geben, der Wege aufzeigt und die Leserinnen und Leser emotional und empathisch „abholt". Wir finden, Katrin Neumann ist das als Journalistin und Lebenspartnerin eines MS-Patienten sehr gut gelungen!

PROF. DR. FRANK ERBGUTH

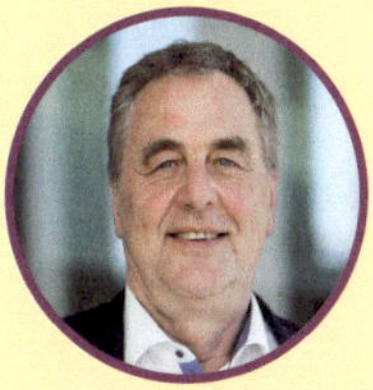

Neurologe und Psychologe, Präsident der Deutschen Hirnstiftung – www.hirnstiftung.org

Auch die Deutsche Hirnstiftung steht Menschen mit neurologischen Erkrankungen und ihren Angehörigen zur Seite, und zwar mit unabhängigen medizinischen Informationen auf dem neuesten Stand der Forschung. Wir bieten auf unseren Internetseiten ein breites Angebot an verständlicher Aufklärung über das ganze Spektrum neurologischer Symptome und Erkrankungen. Zur Multiplen Sklerose hat die Deutsche Hirnstiftung zusammen mit der Deutschen Gesellschaft für Neurologie eine Patientenleitlinie herausgegeben. Darüber hinaus bieten wir auch persönliche Beratung über Online-Anfragen oder ein Telefonat. Es lohnt sich also, bei uns vorbeizuschauen: *www.hirnstiftung.org*

Prof. Dr. Frank Erbguth

Deutsche Hirnstiftung
Helfen · Fördern · Forschen

Einführung der Autorin

Plötzlich, wie aus dem Nichts, steht eine Diagnose im Raum, die alles verändert. Die Lebenspläne und Zukunftsträume von jetzt auf gleich durcheinanderwirbelt und eine Unsicherheit schafft, die nur schwer auszuhalten ist.

Wenn Sie diesen Ratgeber in Händen halten, ist vermutlich ein Ihnen nahestehender Mensch an Multipler Sklerose erkrankt. Um ihn bestmöglich zu begleiten, möchten Sie die Krankheit besser verstehen und ihre Tragweite begreifen. Besonders die Zeit direkt nach der Diagnose ist sehr belastend – für Betroffene ebenso wie für Angehörige. Ängste, Sorgen und viele Fragen bestimmen den Alltag. Die Unvorhersehbarkeit des Krankheitsverlaufs macht es schwer, den Mut nicht zu verlieren. Das weiß ich zu gut aus eigener Erfahrung.

Die Multiple-Sklerose-Forschung schreitet in großen Schritten voran. Medizin und Wissenschaft entdecken immer neue und bessere Therapiemöglichkeiten zur Behandlung. Doch heilbar ist MS bis heute nicht. Mit diesem Wissen zu leben, ist und bleibt eine riesige Herausforderung.

Trotzdem, und das ist die positive Nachricht: Mit Multipler Sklerose können Betroffene heutzutage gut zurechtkommen. Die Tatsache, dass sie sich bei jedem Menschen anders zeigt und unterschiedlich verläuft, birgt auch Hoffnung. Denn dadurch lassen sich auch viele Wege finden, mit der Erkrankung umzugehen.

Wichtig und hilfreich sind nun eine fachgerechte, passgenaue Behandlung, die richtige mentale Einstellung und die Unterstützung durch das soziale Umfeld. Angehörige spielen also eine bedeutende Rolle bei der Krankheitsbewältigung. Sie können Mut machen, Halt geben, beraten und motivieren.

Damit Ihnen das gelingt, müssen Sie gut auf sich achtgeben. Die Begleitung eines an MS erkrankten Menschen ist ein Marathon, kein kurzer Sprint. Und ebenso wie beim Langstreckenlauf müssen Sie sich Ihre Kräfte gut einteilen.

Dieser Ratgeber möchte Ihnen wie ein guter Freund zur Seite stehen und Mut machen. Er vermittelt Ihnen hilfreiches Wissen über die Erkrankung, deren mögliche Ursachen, Verlaufsformen und Behandlungsmöglichkeiten. Und er zeigt Ihnen, wie Sie die betroffene Person am besten begleiten können, ohne sich selbst zu verlieren oder auszubrennen.

Dabei gilt: Alles kann, nichts muss! Entscheiden Sie für sich, welche Anregungen für Sie sinnvoll und alltagstauglich sind. Seien Sie mit sich selbst genauso empathisch und achtsam wie mit dem oder der MS-Erkrankten. Und zögern Sie nicht, Beratungsangebote oder psychologische Hilfe anzunehmen, wenn Sie sich zu stark belastet fühlen.

Ich wünsche Ihnen von Herzen viel Zuversicht, Kraft und Mut für alles, was vor Ihnen liegt.

KATRIN NEUMANN

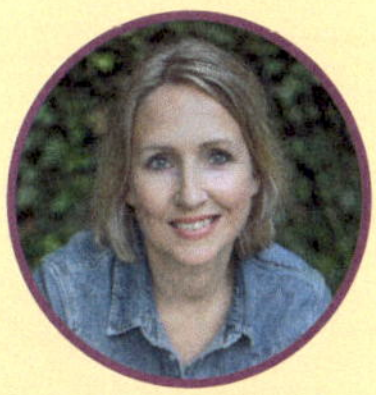

ist Journalistin. Seit der MS-Diagnose ihres Mannes im Jahr 2020 hat sie sich intensiv mit der Erkrankung auseinandergesetzt. Mit diesem Ratgeber möchte sie Antworten auf die wichtigsten Fragen und wertvolle Tipps zur Bewältigung der Diagnose liefern. Denn: Wer die „Krankheit der 1000 Gesichter“ besser versteht, kommt besser damit klar.

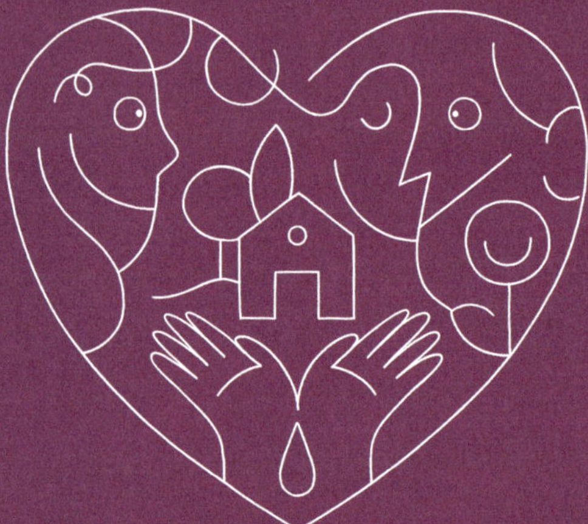

1

Multiple Sklerose – mehr Wissen hilft

DIE VERÄNDERUNGEN VERSTEHEN

MS – die „Krankheit der 1000 Gesichter"

Multiple Sklerose, kurz MS – in Deutschland erhalten im Schnitt täglich rund 41 Menschen diese Diagnose. Und die macht verständlicherweise erst einmal Angst. Nicht nur den Betroffenen selbst, sondern auch deren Angehörigen. Denn häufig spuken im Kopf Bilder und Worte herum, die den bisherigen Lebensentwurf komplett über den Haufen werfen: körperlicher Verfall, Behinderung, Rollstuhl, Tod.

Deshalb zuallererst etwas ganz Wichtiges: Solche Klischees gelten heutzutage als überholt. So ist zum Beispiel die weitverbreitete Annahme, dass MS zu einem Leben im Rollstuhl führt, nicht richtig. Fast 90 Prozent der Multiple-Sklerose-Erkrankten kommen im Zeitalter wirksamer Basistherapien ein bis zwei Jahrzehnte ohne Gehhilfen und Rollstuhl aus und viele von ihnen können trotz der Erkrankung ein weitgehend normales, aktives Leben führen. Richtig ist hingegen, dass der Krankheitsverlauf bei jeder Patientin und bei jedem Patienten unterschiedlich ist und sich trotz intensiver medizinischer Forschung nur bedingt vorhersagen lässt. Wegen der Unterschiedlichkeit der Beschwerden und den ebenso unterschiedlichen Therapieerfolgen wird Multiple Sklerose im Volksmund oft als „Krankheit der 1000 Gesichter“ bezeichnet. Mit der eingeschränkten Vorhersagbarkeit für sich selbst umzugehen, ist für Neuerkrankte und deren Angehörige oft eine der größten mit der MS verbundenen Belastungen.

WICHTIG ZU WISSEN!

MS ist …
… keine Erbkrankheit
… nicht ansteckend
… nicht zwangsläufig tödlich
… etwas anderes als Muskelschwund
… keine psychische Erkrankung

Umso wichtiger ist es, mit hartnäckigen Gerüchten über Multiple Sklerose aufzuräumen. Zum Beispiel wurde mittlerweile wissenschaftlich widerlegt, dass MS zwangsläufig tödlich endet. Die Lebenserwartung ist im Vergleich zu gesunden Menschen zwar etwas verkürzt, jedoch wird die Differenz zu Nichterkrankten dank moderner Therapiemethoden immer kleiner. Eine Studie aus Norwegen konnte nachweisen, dass an MS erkrankte Menschen in Europa durchschnittlich rund 72 Jahre (Männer) und 77 Jahre (Frauen) alt werden. Zum Vergleich: Die Lebenserwartung gesunder Menschen beträgt bei Männern etwa 78 Jahre, bei Frauen 84 Jahre.

Multiple Sklerose ist derzeit (noch) nicht heilbar. Aber, und auch das ist für Betroffene und ihre Angehörigen ganz wichtig zu wissen: Es gibt mittlerweile Therapien, die die Krankheit erfolgreich ausbremsen und helfen, dass bleibende Beschwerden erst gar nicht entstehen (mehr dazu ab Seite 28). Außerdem schreitet die MS-Forschung rasant voran und die Wissenschaft ist zuversichtlich, in den nächsten Jahren neue Methoden entwickeln zu können, um die Erkrankung noch besser therapieren und eines Tages vielleicht sogar besiegen zu können.

Doch was ist Multiple Sklerose nun eigentlich genau? MS ist die in Europa häufigste chronisch-entzündliche Erkrankung des zentralen Nervensystems. Weltweit leben rund 2,8 Millionen Menschen, davon rund 280 000 in Deutschland, mit dieser Autoimmunerkrankung, bei der das eigene Immunsystem die Ummantelung der Nervenbahnen (Myelinschicht) angreift und durch Entzündungsvorgänge beschädigt und zerstört. Die Folge: Elektrische Impulse, die über die Nerven transportiert werden, kommen immer langsamer oder gar nicht mehr an. Die Schädigungen äußern sich in vielfältigen Symptomen (siehe Kasten rechts). Das „eine" typische Krankheitsbild gibt es dabei nicht. Und obwohl MS so häufig vorkommt, sind viele Fragen bezüglich ihrer Entstehung und ihres Verlaufes noch nicht geklärt. Auch der Therapieerfolg ist bei jeder Patientin und jedem Patienten unterschiedlich.

Oft kann die MS-Diagnose bereits beim ersten Schub gestellt werden, aufgrund der Vielfalt der Symptome kann es aber auch geschehen, dass die Diagnosestellung erst verspätet oder nach einer langen Ärzteodyssee erfolgt. Dabei gilt für Multiple Sklerose wie für die meisten anderen Erkrankungen: Eine frühe Diagnose (mehr dazu ab Seite 23) und Behandlung (siehe ab Seite 28) wirkt sich in den meisten Fällen positiv auf den Verlauf aus.

Sollten Sie bei Ihrer oder Ihrem Angehörigen körperliche Auffälligkeiten wahrnehmen, die auf eine MS hindeuten können (siehe Kasten rechts), ermutigen Sie sie oder ihn, eine hausärztliche oder neurologische Praxis aufzusuchen. Im besten Fall gibt es Entwarnung – und alle können aufatmen. Bestätigt sich der Verdacht jedoch, kann die Ärztin oder der Arzt eine zielgerichtete Therapie einleiten. Der oder die Betroffene und Sie profitieren also in jedem Fall.

WIE SICH MS ZEIGEN KANN

MS kann sich in einer Vielzahl unterschiedlicher neurologischer Symptome äußern. Manchmal treten diese einzeln, manchmal in Kombination auf. Sie können sich innerhalb von Stunden oder Tagen entwickeln und sich teilweise oder vollständig wieder zurückbilden. Achten Sie auf folgende Anzeichen:

HÄUFIGE SYMPTOME:

- Sehstörungen, z.B. Schleiersehen oder deutliche Beeinträchtigung des Sehvermögens, manchmal verbunden mit Schmerzen hinter den Augäpfeln
- Empfindungsstörungen in unterschiedlichen Körperregionen (Kribbeln, Taubheitsgefühl), elektrisierende Missempfindungen in den Extremitäten bei Nackenbeugung
- Lähmung von Muskeln im Gesicht, den Extremitäten oder einer Körperseite, oft verbunden mit Muskelverkrampfungen (Spastik)
- Augenbewegungsstörungen wie Doppelbilder oder unwillkürliche, ruckartige Augenbewegungen. Gelegentliches Lidzucken ist kein Symptom!
- Gangunsicherheit, Schwindel, Gleichgewichts-/Koordinationsstörungen mit Schwierigkeiten beim Greifen oder Schreiben, Tremor (Muskelzittern)
- Blasen- und/oder Mastdarmstörung mit plötzlichem Harndrang, Inkontinenz, Verstopfung oder Durchfall
- Verwaschene, undeutliche Aussprache
- Schluckstörungen

WEITERE SYMPTOME:

- Vermehrte Erschöpfbarkeit, Müdigkeit und/oder Kraftlosigkeit (Fatigue)
- Kälte- oder Wärmeempfindlichkeit
- Schlafstörungen, Interessensverlust, Melancholie, Selbstmordgedanken, temporäre depressive Verstimmungen, Depressionen, Angststörungen
- Konzentrations- und Aufmerksamkeitsprobleme, Merkfähigkeitsstörungen, verlangsamte Reaktionen
- Kopfschmerzen (einschließlich Migräne) oder andere Schmerzen (diffus, brennend, reißend, krampfartig, gelegentlich auch plötzlich einschießend oder elektrisierend), oft nur schwer lokalisierbar
- Sexuelle Funktionsstörungen wie verminderte Lust, erektile Dysfunktion oder Scheidentrockenheit

MS ist eine Autoimmunerkrankung

Bei der Multiplen Sklerose handelt es sich um eine chronisch-entzündliche Erkrankung, die das zentrale Nervensystem und damit das Gehirn und das Rückenmark angreift. Die Symptome entstehen durch die geschädigten Nervenfasern und Zellen. Laut aktuellem Stand der Wissenschaft scheinen mehrere Bedingungen zusammentreffen zu müssen, um eine MS zu verursachen. Das genaue Zusammenspiel dieser Faktoren ist bislang jedoch noch nicht hinreichend erforscht.

Fest steht aber: Das Abwehrsystem des Körpers, das Immunsystem, spielt bei MS eine zentrale Rolle. Während es einen gesunden Menschen vor Krankheitserregern schützt, indem es diese unschädlich macht, sobald sie in den Körper eindringen, ist bei der Multiplen Sklerose ein Teilbereich dieses Abwehrmechanismus falsch programmiert und richtet sich gegen den eigenen, gesunden Körper. Deshalb gilt MS als Autoimmunerkrankung.

Durch die Fehlsteuerung des Immunsystems entstehen entzündliche Schädigungen (Läsionen) und Störungen an den Nervenzellen und ihren Nervenfasern, die wiederum zu vielfältigen Symptomen, Beschwerden und Beeinträchtigungen führen können. Typisch bei MS ist, dass die Entzündung in unterschiedlichen Zeitabständen erneut an anderen (multiplen) Stellen des Nervensystems auftritt und dort Vernarbungen (Sklerosen) bildet. So entstand auch der Name der Krankheit.

Jährlich wird bei mehr als 15 000 Menschen in Deutschland MS neu diagnostiziert. Frauen sind etwa doppelt so häufig betroffen wie Männer. Die Erkrankung wird in der Regel zwischen dem 20. und 40. Lebensjahr festgestellt. MS-Erkrankungen im Kindes- und Jugendalter oder nach dem 60. Lebensjahr sind seltener.

Meist tritt die MS mit einem sich innerhalb von Stunden bis Tagen entwickelnden Symptom auf, wie zum Beispiel einer Lähmung oder einer Sehstörung. Dieses rasche Auftreten nennt man „Schub".

Multiple Sklerose muss jedoch nicht zwangsläufig schwer verlaufen. Im Gegenteil: Vor allem zu Beginn der Erkrankung kann es zu einer weitgehenden Abheilung der Läsionen und damit zur Rückbildung der auftretenden Symptome kommen. Nur in wenigen Fällen (unter fünf Prozent) führt die Krankheit innerhalb weniger Jahre zu einer schweren Behinderung. Verlaufsbeobachtungen haben gezeigt, dass die Wahrscheinlichkeit, längerfristig einen relativ gutartigen Verlauf zu haben, höher ist, wenn das Krankheitsbild über fünf Jahre stabil ist.

Die unterschiedlichen Verlaufsformen bei MS

Wie bereits erwähnt, gibt es bei MS keine einheitliche Verlaufsform, die auf alle Patientinnen und Patienten zutrifft. Welche Verlaufsform Ihre Angehörige oder Ihr Angehöriger hat, wird die behandelnde Neurologin oder der Neurologe schnellstmöglich versuchen herauszufinden, um im Anschluss eine entsprechende Therapie einleiten zu können.

SCHUBFÖRMIG REMITTIERENDER VERLAUF (RRMS)

Charakteristisch für das Frühstadium der Erkrankung sind Schübe. Dabei setzen die Symptome (siehe auch Seite 13) plötzlich und oft ohne erkennbaren Auslöser ein. Die Beschwerden können einige Tage bis Wochen anhalten und klingen dann ab. Bis zum nächsten Schub können mehrere Wochen, Monate oder sogar Jahre vergehen, in der Zwischenzeit sind die Betroffenen ganz oder nahezu beschwerdefrei.

SEKUNDÄR PROGREDIENTER VERLAUF (SPMS)

Nach längerem schubförmigem Verlauf geht die MS bei vielen Patientinnen und Patienten langsam in einen kontinuierlich fortschreitenden Verlauf über. Man spricht dann von einem sekundär progredienten Verlauf. Dabei bilden sich die Symptome – anders als in der Anfangsphase der Erkrankung – nicht mehr vollständig zurück, sondern nehmen auch unabhängig vom Auftreten eines Schubes stetig weiter zu. Der Zeitpunkt, ab dem sich die Beschwerden nicht mehr zurückbilden, lässt sich bis heute nicht vorhersagen. Medikamente, die in das Immunsystem eingreifen, können den Übergang vom schubförmig remittierenden

DAS KLINISCH ISOLIERTE SYNDROM

Hat eine Patientin/ein Patient eine der MS-typischen Beschwerden und weist das MRT außerdem MS-typische Läsionen auf, ohne dass weitere Kriterien für eine MS erfüllt werden, liegt ein sogenanntes Klinisch Isoliertes Syndrom (KIS) vor. Aus einem KIS kann sich eine Multiple Sklerose entwickeln, muss es aber nicht. Um den Verlauf zu überwachen, sind regelmäßige neurologische Kontrollen angezeigt.

zum sekundär progredienten Verlauf aber hinauszögern (mehr dazu ab Seite 30).

Wichtig zu wissen: Die Einteilung in RRMS und SPMS ist mittlerweile nicht mehr so strikt wie noch vor einigen Jahren. Vielmehr geht man heute von Beginn an von einem Nebeneinander (abnehmender) schubförmig-entzündlicher Anteile und (zunehmender) nicht-schubförmiger entzündlich degenerativer Komponenten aus.

PRIMÄR PROGREDIENTER VERLAUF (PPMS)

Bei etwa zehn bis 15 Prozent aller MS-Betroffenen schreitet die Erkrankung von Anfang an ohne Schübe kontinuierlich fort. Die Behinderung nimmt dann konstant zu – meist ohne einzeln abgrenzbare Schübe. Diese Verlaufsform betrifft in der Regel Patientinnen und Patienten mit späterem Krankheitsbeginn, also ab 40 Jahren.

Ist Multiple Sklerose erblich?

Wenn bei Ihrer oder Ihrem an MS erkrankten Angehörigen ein Kinderwunsch besteht, beziehungsweise sie oder er bereits Kinder hat, stehen vermutlich bange Fragen im Raum: Ist Multiple Sklerose erblich? Wird das Kind ebenfalls an MS erkranken? Sollten MS-Patientinnen und -Patienten überhaupt Kinder bekommen? Hier können Betroffene und Angehörige erst einmal aufatmen. Denn Multiple Sklerose ist keine klassische Erbkrankheit, wie zum Beispiel die Rot-Grün-Schwäche oder Mukoviszidose. Das bedeutet, dass MS nicht direkt an die Nachfahren weitergegeben wird. Genetische Faktoren spielen zwar eine gewisse Rolle, diese ist allerdings sehr klein. Für das Ausbrechen der Erkrankung sind sowohl eine genetische Veränderung als auch auslösende Umweltfaktoren (mehr dazu ab Seite 21) verantwortlich. Es gibt daher auch kein konkretes Gen, das MS auslöst und vererbt und/oder getestet werden kann, wie es zum Beispiel bei Brustkrebs der Fall ist.

MS-Risiko eines Kindes erkrankter Eltern

Das Risiko, als Kind eines an Multipler Sklerose erkrankten Elternteils im Laufe seines Lebens ebenfalls eine MS zu entwickeln, ist gering. Es beträgt etwa zwei Prozent. Im Vergleich: Die Normalbevölkerung hat ein allgemeines MS-Risiko von 0,1 Prozent. Das bedeutet im Umkehrschluss: 98 Prozent der Kinder entwickeln die Krankheit nicht. Dabei spielt es keine Rolle, ob die Mutter oder der Vater erkrankt ist.

Etwas anders sieht es aus, wenn beide Elternteile MS haben. In diesem Fall liegt das Erkrankungsrisiko für deren Kinder bei etwa 20 Prozent.

Familiäre Häufung von Multipler Sklerose

Obwohl MS, wie bereits erwähnt, keine genetisch bedingte Erbkrankheit im eigentlichen Sinne ist, tritt sie in betroffenen Familien doch etwas häufiger auf als in der gesunden Allgemeinbevölkerung. Das individuelle Risiko für die einzelnen Familienmitglieder erhöht sich mit der verwandtschaftlichen Nähe zur MS-Patientin oder zum -Patienten.

Das niedrigste Risiko haben Cousinen und Cousins von Betroffenen. Ihr Risiko, an MS zu erkranken, liegt bei etwa 0,7 Prozent, im Gegensatz zu 0,1 Prozent in der Normalbevölkerung. Das Risiko für Geschwister von MS-Erkrankten ist mit 3,5 Prozent ebenfalls nur geringfügig erhöht. Eineiige Zwillingsgeschwister erkranken in etwa 25 Prozent, also einem Viertel der Fälle. In knapp drei Vierteln der Fälle erkranken eineiige Zwillingsgeschwister demnach nicht, obwohl ihr Erbmaterial identisch zu dem der oder des Erkrankten ist. Diese Zahlen unterstützen die These, dass MS durch eine genetische Veranlagung begünstigt werden kann, diese allein aber nicht zwangsläufig zur Erkrankung führt.

MS vorbeugen bei familiärer Vorbelastung

Wie schön wäre es, der Multiplen Sklerose durch gezielte Maßnahmen effektiv vorbeugen zu können! Da konkrete MS-auslösende Umweltfaktoren aber bislang nicht zweifelsfrei definiert werden konnten, ist dies leider nicht möglich. Ebenso wenig ist es möglich, bei sich oder bei gesunden Kindern das Vorliegen einer Veranlagung für MS testen zu lassen, geschweige denn herauszufinden, ob die Krankheit zu einem späteren Zeitpunkt ausbrechen wird. Und da es, wie bereits beschrieben, kein spezielles Gen gibt, durch das Multiple Sklerose sicher vererbt wird, gibt es auch keinen entsprechenden genetischen Test.

Trotzdem können Angehörige natürlich das tun, was uns allen – egal ob MS in der Familie vorkommt oder nicht –

SCHUB ODER PSEUDOSCHUB?

Neben „echten“ Schüben gibt es auch sogenannte Pseudoschübe, bei denen sich innerhalb weniger Minuten bestehende Beschwerden verstärken. Pseudoschübe können unter anderem durch körperliche Belastungen (z.B. Hitze), Infektionen oder seelische Stresssituationen ausgelöst werden. Sobald die Belastung nachlässt, bilden sich die Beschwerden – im Gegensatz zu einem „echten“ Schub – meist sofort zurück, spätestens jedoch nach 24 Stunden. Anders als bei einem „echten“ Schub kommt es auch nicht zu neuen Schädigungen an den Nerven.
Nicht jedes Auftreten von Symptomen muss also gleich ein MS-Schub sein. Betroffene können eventuell abwarten, wie sich die Beschwerden entwickeln. Bei starken Beeinträchtigungen oder neu auftretenden Beschwerden sollten sie in jedem Fall die neurologische Praxis kontaktieren.

DER PERSÖNLICHE BLICK

„Ein Leben im Rollstuhl – diesen Gedanken verdränge ich total. Ich sehe mich da nicht. Und wenn, dann melde ich mich gleich für den Rollstuhl-Triathlon an."

HOWARD CARPENDALE
Deutsch-südafrikanischer Schlagersänger und Komponist, erkrankte 2003 an MS. (Quelle: „BILD am Sonntag")

zugutekommt: Pflegen Sie einen möglichst gesunden Lebensstil! Dazu gehören zum Beispiel eine ausgewogene Ernährung, regelmäßige Bewegung und Sport sowie Verzicht auf Nikotin. Außerdem kann bei Kindern bereits in jungen Jahren auf eine ausreichende Vitamin-D-Zufuhr geachtet werden. Bei Unsicherheiten bezüglich der Dosierung wenden Sie sich am besten an Ihre Kinderärztin oder an Ihren Kinderarzt.

Sind Sie als nahes Familienmitglied einer oder eines MS-Erkrankten besonders besorgt, ebenfalls an Multipler Sklerose zu erkranken, können Sie das Gespräch mit Ihrer Hausärztin oder Ihrem Hausarzt suchen. Dort wird man Sie beraten und Ihnen hoffentlich Ihre Ängste nehmen.

MS und ihre möglichen Ursachen

Wie bereits erwähnt, beeinflussen neben erblichen Faktoren (siehe ab Seite 17) auch äußere Einflüsse das Risiko, an Multipler Sklerose zu erkranken. Die Wissenschaft hat folgende Umweltfaktoren im Verdacht, MS hervorzurufen oder zu begünstigen:

Vitamin-D-Mangel

Unser Körper nimmt Vitamin D über die Nahrung auf, den Großteil aber bildet er selbst bei Sonneneinstrahlung. Es gibt Hinweise darauf, dass das Risiko für MS steigt, wenn der Körper an einem Vitamin-D-Mangel leidet. Denn: Menschen, die in Äquatornähe leben – also dort, wo die Sonneneinstrahlung besonders intensiv ist –, erkranken seltener an MS als die Bevölkerung weiter nördlich oder südlich. Nordeuropa und Nordamerika haben die höchste Erkrankungsrate.

Viren

Es wird angenommen, dass virale Infektionen, zum Beispiel mit dem Epstein-Barr-Virus, welches das Pfeiffersche Drüsenfieber auslöst, das MS-Risiko erhöhen.

Übergewicht

Auch ein zu hoher Body-Mass-Index (BMI) scheint eine Rolle zu spielen. Eine argentinische Studie stellte fest, dass Menschen, die im Alter von 20 Jahren einen BMI von über 30 und damit eine Adipositas aufwiesen, im späteren Leben etwa doppelt so oft MS entwickeln wie Normalgewichtige.

Gestörtes Mikrobiom

Die Forschung geht weiterhin davon aus, dass eine Fehlbesiedelung oder chronische Entzündung des Darms das MS-Risiko erhöht. Denn die Produktion bestimmter Botenstoffe, die eine MS-Erkrankung womöglich begünstigen, kann durch das Mikrobiom angeregt werden und über das Blut ins zentrale Nervensystem gelangen. Außerdem gibt es Hinweise darauf, dass potenziell schädliche Bakterien aus dem Darm das Immunsystem derart verändern, dass sich eine MS entwickeln kann.

Rauchen

Zigarettenkonsum scheint nicht nur den Krankheitsverlauf zu beschleunigen und mit einem erhöhten Grad der Behinderung einherzugehen. Rauchen erhöht auch das Risiko, MS überhaupt zu bekommen. Laut einer norwegischen Studie an mehr als 20 000 Personen ist das Risiko von Raucherinnen und Rauchern, an Multipler Sklerose zu erkranken, fast doppelt so hoch wie das eines Menschen, der nie geraucht hat.

Sonstiges

Für andere mögliche MS-Auslöser wie Stresssituationen oder hormonelle Schwankungen gibt es zwar Hinweise, diese gelten aber nicht als ausreichend gesichert.

So wird die Diagnose gestellt

Liegen mögliche Anzeichen einer MS vor, ist die neurologische Facharztpraxis die richtige Anlaufstelle. Sie ist auf die Erkennung und Behandlung von Erkrankungen des Gehirns, der Sinnesorgane, des Rückenmarks, der peripheren Nerven einschließlich der Nervenwurzeln und der Muskeln spezialisiert. Ein erstes ausführliches Gespräch, die sogenannte Anamnese, gibt einen Überblick über die Familien- und bisherige Krankengeschichte der Patientin oder des Patienten. Darauf können verschiedene Untersuchungen folgen, die Hinweise zur Erkrankung liefern können. Welche Untersuchungen sich genau für eine erkrankte Person eignen, entscheidet die Fachärztin oder der Facharzt.

Die körperliche Untersuchung

Je nachdem, welchen Bereich des Gehirns die MS geschädigt hat, äußern sich die Symptome unterschiedlich (siehe auch Seite 13). Ein Teil der ärztlichen Untersuchung umfasst unter anderem das Empfindungsvermögen der Haut: Wie reagiert sie auf Berührung? Werden Vibrationen, Wärme oder Kälte wahrgenommen? Zusätzlich erfolgt eine Kontrolle der Reflexe an Armen und Beinen mit einem Reflexhammer. Denn bei Multipler Sklerose reagieren die Muskeln darauf verstärkt. Ebenfalls untersucht wird die Beweglichkeit verschiedener Muskeln, zum Beispiel an Armen, Beinen und im Gesicht. Gezielt ausgeführte Beuge- und Streckbewegungen können auf Lähmungen und Kraftverlust der Muskeln aufmerksam machen. Neben der Überprüfung des Schluck- und Sprechvermögens wird auch getestet, ob die Patientin oder der Patient normal sehen und hören kann und ob der Gleichgewichtssinn und die Koordination beeinträchtigt sind – zum Beispiel, indem die zu untersuchende Person aufgefordert wird, den Zeigefinger mit geschlossenen Augen zur Nase zu führen.

Manche Symptome können auch im Arzt-Patienten-Gespräch durch konkrete Fragen abgeklärt werden, zum Beispiel, ob Darm- oder Blasenprobleme bestehen, sexuelle Funktionsstörungen oder kognitive Defizite vorliegen.

Die Blutanalyse

Den „einen" Blutwert für eine aussagekräftige MS-Diagnose gibt es nicht. Allerdings können über Untersuchungen des Blutes Erkrankungen ausgeschlossen werden, die ähnliche Symptome wie eine MS hervorrufen können, wie zum Beispiel eine Borreliose, HIV oder Entzündungen im Gehirn durch Viren oder Bakterien.

Die Untersuchung des Nervenwassers (Liquordiagnostik)

Das Nervenwasser (Liquor) umspült die Nervenzellen des zentralen Nervensystems. Es schützt unser Gehirn und das Rückenmark und ist ständig in Kontakt mit den dort befindlichen Nervenzellen. Deshalb lassen sich über den Liquor krankhafte Veränderungen im Gehirngewebe, etwa die autoimmune Entzündung, meist erkennen. Auch bestimmte Eiweißkörper, Oligoklonale Banden genannt, lassen sich im Verlauf bei rund 90 Prozent aller Menschen mit MS im Liquor nachweisen.

Um das Nervenwasser entnehmen und untersuchen zu können, wird eine Lumbalpunktion durchgeführt. Nach der Desinfektion der Einstichstelle sorgt eine örtliche Betäubung dafür, dass die Untersuchung weitgehend schmerzfrei abläuft. Dazu wird eine spezielle dünne Hohlnadel in den Wirbelkanal unterhalb des Rückenmarks eingeführt. Das Verletzungsrisiko ist dabei minimal. Sobald sich genügend heraustropfendes Nervenwasser in einem Röhrchen gesammelt hat (zehn bis 15 ml), wird die Hohlnadel vorsichtig herausgezogen und die Einstichstelle mit einem Pflaster abgedeckt. Die Patientin oder der Patient sollte noch eine halbe Stunde liegen, um den Stichkanal schnell zu schließen.

Magnetresonanz-Aufnahmen (MRT)

Dieses bildgebende Verfahren fertigt mithilfe von Magnetfeldern Aufnahmen der Gewebestrukturen in Gehirn und Rückenmark an, die Schichtdarstellungen in allen drei Ebenen ermöglichen. So lässt sich feststellen, ob und wie viele der für MS typischen Entzündungsherde vorliegen. Die Untersuchung ist schmerzfrei und dauert in der Regel zwischen 20 und 30 Minuten.

Um die Entzündungsherde gut erkennen zu können, wird der zu untersuchenden Person vor der ersten MRT-Untersuchung oft ein Kontrastmittel gespritzt. Dieses enthält anders als bei der Computertomographie kein Jod. Es reichert sich besonders gut in genau den Bereichen an, in denen erst kürzlich entstandene Entzündungen vorliegen.

Mithilfe der Aufnahmen lassen sich also frische Entzündungen von bereits abgeklungenen Läsionen unterscheiden.

Die Überprüfung der Nervenfunktion

Wie bereits beschrieben, schädigt Multiple Sklerose die Ummantelung der Nerven, weshalb Reize verlangsamt übertragen werden. Im Rahmen der Diagnose löst die Ärztin oder der Arzt durch äußere Stimulation gezielt elektrische Reize an unterschiedlichen Stellen des Körpers aus, deren „Laufzeiten" bis zur Hirnrinde gemessen werden. Das sind die sogenannten evozierten Potenziale, die durch optische Reize (visuell evozierte Potenziale, VEP) oder sensible Reize an Hand und/oder Fuß (somatosensibel evozierte Potenziale, SEP) erzeugt werden. Alternativ oder ergänzend kommt immer häufiger ein neueres Verfahren – die optische Kohärenztomographie (OCT) – zum Einsatz. Dabei wird die Netzhaut der Patientin

DIAGNOSESTELLUNG NACH DEN MCDONALD-KRITERIEN

BEISPIEL 1:
Eine sichere MS-Diagnose kann erfolgen, wenn ...

- zwei oder mehr Schübe aufgetreten sind.
- mindestens zwei nachweisbare Entzündungsherde im zentralen Nervensystem vorliegen.

BEISPIEL 2:
Eine MS kann bestätigt werden, wenn **alle** nachfolgenden Kriterien **gleichzeitig** erfüllt sind:

- Es ist mindestens ein Schub aufgetreten.
- Es liegen zwei nachweisbare Läsionen im zentralen Nervensystem in mindestens zwei von vier typischen Regionen vor.
- Die zeitliche Trennung der Entzündungen kann durch ein MRT oder die Oligoklonalen Banden belegt werden.

oder des Patienten mit gebündeltem („kohärentem") Licht ausgeleuchtet und ein zweidimensionales Abbild der Netzhaut erstellt. Die Veränderungen, die das OCT dabei erfasst, stehen dabei stellvertretend für Prozesse im gesamten Gehirn. Basierend auf den Ergebnissen all dieser Untersuchungen ist es der Ärztin oder dem Arzt möglich, Mosaiksteine zu sammeln, die für das Vorliegen einer Multiplen Sklerose sprechen. Erhärtet sich der Verdacht, kann und muss eine zuverlässige Diagnose anhand der international gültigen McDonald-Kriterien gestellt werden.

Die McDonald-Kriterien

Sie dienen der Diagnosestellung einer Multiplen Sklerose und werden regelmäßig durch das *International Panel on Diagnosis of Multiple Sclerosis* aktualisiert, um neue Forschungsergebnisse zu berücksichtigen und so Sensitivität und Spezifität der Diagnose zu verbessern. Die letzte Aktualisierung erfolgte im Jahr 2024 und wird in 2025 publiziert. (Stand: Redaktionsschluss 09/25).

Um die MS-Diagnose sicher stellen zu können, muss laut McDonald-Kriterien zum einen eine MS-typische Schubsymptomatik bestehen, zum anderen müssen anhand klinischer oder bildgebender Befunde die zeitliche und räumliche Dissemination erfüllt sein. Hierbei bedeutet der Begriff „zeitliche Dissemination", dass im Verlauf der Erkrankung zeitversetzt Entzündungsherde nachweisbar sind, die zu klinischen Symptomen führen können, die „räumliche Dissemination" steht für das Auftreten von Entzündungsherden an mehr als einem Ort (siehe Beispiele im Kasten links).

Welche Behandlungsmöglichkeiten gibt es?

Multiple Sklerose ist eine ernste, chronische Erkrankung, deren Behandlung in die Hände von Spezialisten gehört. Doch wie können Sie in Wohnortnähe eine neurologische Praxis finden, die über umfangreiche Erfahrung in der Behandlung von MS verfügt? Wo erfolgt die Behandlung nach dem aktuellen Stand der Wissenschaft? Und wer nimmt sich Zeit, sowohl die Fragen von Betroffenen als auch von Angehörigen kompetent und empathisch zu beantworten?

Eine Möglichkeit, eine fachgerechte Versorgung in Ihrer Nähe zu finden, bietet die Suche nach einer Klinik oder Praxis, die von der Deutschen Multiple Sklerose Gesellschaft (DMSG) zertifiziert wurde. Die Anerkennungskriterien für das DMSG-Zertifikat, das seit 2005 vergeben wird, sind streng und sichern eine qualitativ hochwertige, von Leitlinien gestützte akute und rehabilitative Behandlung durch auf MS spezialisierte Neurologinnen und Neurologen sowie andere medizinische MS-Fachkräfte. Das DMSG-Zertifikat unterscheidet zwischen MS-Schwerpunktzentren, MS-Zentren und MS-Rehabilitationszentren. Die Anerkennungskriterien müssen regelmäßig nachgewiesen und das Zertifikat muss nach zwei Jahren erneut beantragt werden. Eine Übersicht aller zertifizierten Einrichtungen ist nach einer Online-Registrierung abrufbar unter: *www.ms-wissen.de/kliniken-und-praxen*

Grundsätzlich gilt: Je früher eine Therapie begonnen wird, desto besser. Denn jede Entzündung, die das zentrale Nervensystem schädigt, kann bleibende Beeinträchtigungen hinterlassen. Denn mit der MS verhält es sich wie mit einem Eisberg: Es ist nur die Spitze zu sehen. Was unter der Oberfläche an Entzündungspotenzial versteckt ist, bleibt unerkannt. So läuft etwa ein großer Teil der Entzündungsprozesse häufig so ab, dass Betroffene sie nicht bewusst wahrnehmen. Und schädigt, auch ohne erkennbare Symptome oder Schübe, weiterhin die Nervenbahnen. Die Behandlung einer MS beruht auf drei unterschiedlichen Säulen: der Therapie eines akuten Schubs, der verlaufsmodifizierenden (siehe Seite 33) und der symptomatischen Therapie (siehe

DER PERSÖNLICHE BLICK

„Einige Zeit nach der Diagnose kamen weitere Symptome wie Sensibilitätsstörungen dazu; wenn ich mir mit den Händen durch die Haare gefahren bin, konnte ich beispielsweise gar nichts mehr spüren.“

REGINE MISPELKAMP
Dressurreiterin, Paralympics-Teilnehmerin und MS-Patientin
Quelle: www.leben-mit-ms.de

Seite 35). Die Suche nach dem richtigen Medikament kann schwierig sein, aber es ist wichtig, die Behandlung in einem vertrauensvollen Verhältnis mit der Ärztin oder dem Arzt sorgfältig und individuell zu wählen. Die Auswahl des Medikaments sollte auch den Lebensstil und die Bedürfnisse der Erkrankten berücksichtigen. Gegebenenfalls kann die Behandlung in der Anfangsphase angepasst werden, um die beste Wirksamkeit und Verträglichkeit zu erreichen.

Wichtig zu wissen: Alle drei Therapie-Optionen werden in der Regel kombiniert angewendet und ganz individuell auf die Patientin oder den Patienten zugeschnitten. Dabei werden das Krankheitsstadium und der Krankheitsverlauf, die vorherrschenden Symptome, Alter, Geschlecht und mögliche andere Erkrankungen berücksichtigt. Ergänzt werden die genannten Therapien durch Rehabilitationsmaßnahmen (mehr dazu ab Seite 37).

1. Therapie eines akuten Schubs

Zunächst untersucht die behandelnde Neurologin oder der Neurologe, ob tatsächlich ein MS-Schub vorliegt. Dafür müssen bestimmte Kriterien erfüllt sein (siehe Kasten rechts). Liegt ein akuter Schub zweifelsfrei vor, kommen folgende Therapieoptionen in Betracht:

KORTISON-STOSSTHERAPIE

Sie gilt als Standardtherapie bei einem akuten MS-Schub. Denn Glukokortikoide hemmen den Entzündungsprozess und das Immunsystem. Der Wirkstoff (bevorzugt Methylprednisolon, ein künstliches Glukokortikoid) wird intravenös oder oral und meist in einer Dosierung von 1000 mg morgens an drei bis fünf aufeinanderfolgenden Tagen verabreicht.

KRITERIEN FÜR EINEN AKUTEN SCHUB

- Die Krankheitszeichen treten erstmalig oder erneut auf, halten mehr als 24 Stunden an und bilden sich dann ganz oder teilweise zurück.
- Zwischen zwei Schüben liegen mindestens 30 Tage.
- Die Krankheitssymptome wurden nicht durch äußere Einflüsse (z.B. Hitze oder Fieber) hervorgerufen. In einem solchen Fall handelt es sich um einen sogenannten Pseudoschub (mehr dazu auf Seite 19).

Dies kann stationär oder ambulant erfolgen. Anschließend wird die Behandlung beendet; ein Ausschleichen mit Kortison-Tabletten ist heute kaum mehr üblich. Danach wird einige Tage abgewartet, denn die Besserung der Symptome stellt sich häufig nicht während, sondern erst nach der Kortisonbehandlung ein. Haben sich die Symptome nach der Wartezeit nicht ausreichend zurückgebildet, kann die Therapie gemäß der Leitlinie der deutschen Gesellschaft für Neurologie mit einer Dosierung von bis zu 2000 mg über fünf Tage wiederholt werden.

Wichtig zu wissen: Bei leichten Schüben sind Kortikoide kein Muss, es kann auch abgewartet werden. Denn die Therapie verkürzt in erster Linie die Zeit bis zur Rückbildung der Beschwerden, verbessert aber nicht die Gesamtprognose. Und: Glukokortikoide sind aufgrund möglicher kurz- und langfristiger Nebenwirkungen, wie Schlafprobleme, Leberschädigung, Bluthochdruck, Diabetes, Osteoporose und Magengeschwüre, nicht zur Dauertherapie geeignet. Außerdem wäre diese nicht wirksam.

PLASMAPHERESE (BLUTWÄSCHE)

In sehr schweren Fällen oder wenn die Kortison-Stoßtherapie beim akuten Schub nicht den gewünschten Erfolg erzielt, ist eine sogenannte Blutwäsche zu empfehlen. Hierfür gibt es zwei unterschiedliche Verfahren: die Plasmapherese und die Immunadsorption. Bei beiden wird Blut über eine Hals- oder Armvene entnommen und mithilfe einer Maschine mit Pumpsystem von Eiweißstoffen „gewaschen", die bei der autoimmunen Entzündung der MS eine Rolle spielen. Der Hauptunterschied: Bei einer Plasmapherese werden verschiedene Eiweiße aus dem Blut entfernt und müssen dann durch Infusionen mit Spendereiweiß ersetzt werden. Bei der Immunadsorption wird gezielt Immunglobulin G, eine bestimmte Gruppe von Eiweißen, herausgefiltert, sodass kein Eiweißersatz notwendig ist.

Eine Blutwäsche wird meist stationär im Krankenhaus und über mindestens fünf Behandlungen durchgeführt, wobei die einzelnen Behandlungen nicht immer an direkt

EINE GUTE IDEE: DIE MEDIKAMENTENLISTE

Wer regelmäßig Medikamente einnimmt, die nicht der Behandlung der MS, sondern der einer anderen Erkrankung dienen (etwa Herzmedikamente oder Psychopharmaka), sollte eine Medikamentenliste führen, in der Name und Dosis der Medikamente eingetragen werden. Diese Liste am besten bei jedem Besuch in der neurologischen Praxis vorzeigen. So können eventuelle Wechselwirkungen mit der MS-Therapie geprüft werden. Wer mindestens drei systemisch wirkende Arzneimittel dauerhaft einnimmt, hat Anspruch auf den Bundesmedikationsplan (BMP). Dieser wurde von der Bundesregierung initiiert und dient der besseren Organisation der Medikamenteneinnahme und der Verbesserung der Arzneimitteltherapiesicherheit. Der BMP wird in der Regel von der Hausarzt- oder der behandelnden Facharztpraxis erstellt. Neben dem gedruckten BMP gibt es auch einen digitalen Medikationsplan (eMP), der auf der elektronischen Gesundheitskarte gespeichert werden kann. Auch Apotheken können Medikationspläne erstellen und bieten ab fünf regelmäßig einzunehmenden Medikamenten eine Medikationsanalyse an. Die Kosten übernimmt in der Regel die Krankenkasse.

aufeinanderfolgenden Tagen stattfinden müssen. Die Erfolgsaussichten der Therapie sind besonders hoch, wenn sie spätestens innerhalb von sechs bis acht Wochen nach Beginn der ersten Schubsymptome durchgeführt wird. Jedoch hat sich gezeigt, dass nicht jede MS-Patientin/jeder -Patient auf die Plasmapherese oder Immunadsorption anspricht.

Meist wird die Blutwäsche sehr gut vertragen. Trotzdem sind Nebenwirkungen und Komplikationen, wie zum Beispiel Blutdruckabfall, Kopfschmerzen und Müdigkeit, in seltenen Fällen auch Blutergüsse, venöse Verletzungen oder Nervenschädigungen, nicht auszuschließen.

2. Verlaufsmodifizierende Therapie

Sie dient im Gegensatz zur Schubtherapie der langfristigen Behandlung der MS mit dem Ziel, die Schwere und Häufigkeit von Schüben zu verringern und so das Ausmaß und das Tempo der fortschreitenden Behinderung zu bremsen.

Die verlaufsmodifizierende Therapie, für die in Deutschland eine ganze Reihe von Wirkstoffen zugelassen ist, beruht auf zwei unterschiedlichen Prinzipien, denen eine Beeinflussung des Immunsystems gemeinsam ist. Beide Therapien unterscheiden sich in der Art, wie sie verabreicht werden, etwa als Pulstherapie oder als regelmäßige Dauertherapie bzw. als Infusion/Injektion oder in Tablettenform.

IMMUNMODULATION

Mit dieser Therapieform soll die Immunaktivität und -antwort im Körper beeinflusst und sozusagen neu programmiert werden. Immunmodulatoren können zum Beispiel Botenstoffe sein, welche die Verständigung der Immunzellen untereinander beeinflussen. Sie bringen das Gleichgewicht zwischen immunstimulierenden und immundämpfenden Mechanismen wieder ins Lot, bewirken aber dabei keine gezielte Depletion (Verringerung) bestimmter Immunzellen. Möglicherweise können sie auch helfen, den Wiederaufbau geschädigter Myelinhüllen zu fördern und Narben im zentralen Nervensystem zu verhindern.

IMMUNDEPLETION

Hierbei wird die krankhafte autoimmune Aktivität bestimmter Immunzellen bei der MS (z. B. „B-Zellen") gezielt verringert. Dies soll die schädigenden Angriffe auf das Nervensystem verhindern. Damit handelt es sich im weiteren Sinn um eine milde Form der Chemotherapie. Immunsuppressiva können unspezifisch sein, das heißt, mehr oder weniger alle Zellen des Immunsystems unterdrücken, oder aber spezifisch einzelne Bestandteile des körpereigenen Abwehrsystems hemmen.

Wichtig zu wissen: Bei allen Medikamenten der verlaufsmodifizierenden Therapie sind regelmäßige Kontrolluntersuchungen (z. B. Blutbildkontrolle) durchzuführen. Außerdem müssen die Einnahmeschemata strikt eingehalten werden. Die behandelnde Neurologin oder der Neurologe sollte dieses eingehend besprechen (siehe auch Kasten auf Seite 32).

3. Symptomatische Therapie

Im Gegensatz zu den immunwirksamen Therapien, die in den Entstehungsmechanismus der MS eingreifen, zielen symptomatische Therapien darauf ab, Symptome der MS zu bessern. Dabei sind die Möglichkeiten der Behandlung vielfältig und umfassen medikamentöse sowie nicht medikamentöse Maßnahmen wie etwa Physiotherapie, Ergotherapie oder Logopädie.

So geht es nach Diagnose und Ersttherapie weiter

Die ersten Schritte im Leben mit der Erkrankung sind getan, doch wie geht es nun weiter? Eine unverrückbare Tatsache ist, dass die MS Sie und die betroffene Person von nun an dauerhaft begleiten wird – mit guten und weniger guten Tagen. Die gute Nachricht: Verschiedene Reha-Maßnahmen können den weiteren Verlauf der Erkrankung positiv beeinflussen.

Kontrolluntersuchungen

Da es sich bei MS um eine chronische Erkrankung handelt, gibt es keine klassische Nachsorge. Vielmehr wird der Verlauf eng von der behandelnden Neurologin oder dem Neurologen überwacht, um die Therapie gegebenenfalls an den Verlauf der Erkrankung und die Lebensumstände der oder des Betroffenen anpassen zu können. Während der Kontrolluntersuchungen wird auch der neurologische Status zur Überprüfung der Funktionen des Nervensystems erhoben. Unbehandelten, neu diagnostizierten MS-Patientinnen und -Patienten raten Fachleute nach sechs Monaten und anschließend alle zwölf Monate zu einer ärztlichen Kontrolle und einer MRT-Verlaufskontrolle ohne Kontrastmittelgabe.

Bei behandelten Betroffenen sollte, neben regelmäßigen ärztlichen Kontrollen, sechs und 18 Monate nach Einleiten der Therapie oder nach Wechsel des Medikaments ein MRT ohne Kontrastmittel angefertigt werden. Danach hängt die Häufigkeit der MRT-Verlaufskontrollen ab vom Verlauf der Erkrankung und dem Risiko für unerwünschte Arzneimittelwirkungen. Darüber hinaus gilt: Unabhängig von den Kontrolluntersuchungen sollten MS-Erkrankte bei einem akuten Schub schnellstmöglich ihre neurologische Praxis aufsuchen, um unverzüglich entsprechende Therapiemaßnahmen einleiten zu können.

Der EDSS-Wert

Vielleicht ist Ihrer oder Ihrem Angehörigen bei den regelmäßigen MS-Verlaufsuntersuchungen schon einmal der Begriff EDSS begegnet. EDSS steht für „Expanded Disability Status Scale" (dt.: „erweiterte Behinderungsskala"). Sie dient dazu, den Schweregrad einer Behinderung aufgrund von MS zu benennen, Veränderungen im Verlauf der Erkrankung zu dokumentieren und daraus Therapieentscheidungen abzuleiten. Acht Funktionssysteme werden dabei berücksichtigt

FUNKTIONSSYSTEME ZUR BESTIMMUNG DES EDSS-WERTS

- Visuelles System (Sehen)
- Motorisches System (Kraft und Beweglichkeit)
- Hirnstammfunktion (z.B. Augenbewegungen, Sprechen und Schlucken)
- Kleinhirnfunktion (Koordination)
- Sensibles System (Empfindlichkeit für Berührung und Schmerz)
- Blasen- und Darmfunktion
- Kognition (Gehirnleistung)
- Sonstiges (neurologische Störungen, die nicht eindeutig in die anderen Kategorien fallen)

(siehe Kasten links). Jedes davon wird einzeln untersucht und anhand eindeutiger Vorgaben mit einem Zahlenwert versehen. Vor allem die maximale Gehstrecke ist bei der Bestimmung des EDSS-Wertes wichtig.

Gut zu wissen: Eine Verschlechterung des EDSS-Wertes muss nicht endgültig sein. Mithilfe medikamentöser Therapien und anderer Maßnahmen wie Physiotherapie oder Ergotherapie kann sich der Wert wieder verkleinern und beispielsweise die Gehfähigkeit wieder verbessern.

Rehabilitation (Reha)

Trotz MS den Herausforderungen in Familie, Beruf und Sozialleben gewachsen zu sein, ist wohl der Wunsch der meisten Erkrankten. Eine Rehabilitation kann viel dazu beitragen, dieses Ziel zu erreichen! Sie ist eine wichtige Säule bei der Behandlung von MS und kann Betroffenen helfen, körperlich stark, psychisch gesund und leistungsfähig zu bleiben.

So unterschiedlich die Verläufe einer MS sein können, so vielfältig sind die medizinischen Behandlungen sowie beruflichen und sozialen Maßnahmen, die eine Reha umfassen kann (siehe Kasten auf Seite 38). Sie kann stationär oder ambulant erfolgen und beinhaltet meist die Zusammenarbeit mit Expertinnen und Experten aus anderen Fachgebieten. Der Ansatz ist stets ganzheitlich zu betrachten.

Eine Reha ist unter Umständen dann angezeigt, wenn sich Symptome nach einem Schub nicht ausreichend zurückbilden, sich bei einem chronischen Verlauf die körperlichen Funktionen trotz Therapie konstant verschlechtern oder Betroffene professionelle Hilfe bei der psychischen Bewältigung ihrer Diagnose brauchen. Wichtig ist: Die Notwendigkeit einer Reha muss medizinisch begründet sein.

MASSNAHMEN UND ZIELE DER REHA

GÄNGIGE BEHANDLUNGEN

- Physiotherapie
- Ergotherapie
- Trainings- und Bewegungstherapie
- Logopädie (Sprech- und Sprachtherapie, Schlucktherapie)
- Neurokognitive Therapie
- Psychotherapie
- Physikalische Therapie
- Ernährungs- und Lebensführungsberatung

ZIELE DER REHAMASSNAHMEN

- Erhalt/Verbesserung der funktionellen Leistungsfähigkeit
- Linderung von psychischen Erkrankungen infolge der MS-Diagnose
- Erhalt/Verbesserung der Einbindung in die Familie, den Beruf und das soziale Umfeld
- Förderung der Selbstständigkeit/der persönlichen Bewegungsfreiheit
- Verringerung der Pflegebedürftigkeit und des Umfangs der erforderlichen Betreuung
- Vorbeugung/Behandlung möglicher Folgeschäden von bestehenden Symptomen (z.B. chronische Blaseninfekte oder Gelenkschäden)
- Etablierung einer gesunden Lebensweise und Ernährung bei MS

Für den Erfolg der Reha sind die Motivation, die Mitarbeit und das Verständnis der oder des Betroffenen für die Behandlungen enorm wichtig. Meist halten die positiven Effekte einer Rehabilitation sechs bis neun Monate an – ganz gleich, ob sie ambulant oder stationär durchgeführt wird.

Die Häufigkeit des Reha-Anspruchs bei MS ist individuell und hängt vom Krankheitsverlauf und den medizinischen Bedürfnissen ab. Grundsätzlich kann nach einer abgeschlossenen Reha-Maßnahme frühestens nach vier Jahren ein neuer Reha-Antrag gestellt werden. In medizinisch begründeten Fällen eventuell früher, etwa bei zunehmenden Einschränkungen oder nach einem schweren Schub.

Zu den Reha-Leistungen gehört auch die **Anschlussheilbehandlung (AHB)**. Sie schließt sich unmittelbar an einen

Krankenhausaufenthalt oder ambulanten Eingriff an und muss 14 Tage nach der Entlassung begonnen werden. Die stufenweise Wiedereingliederung in den Berufsalltag, zum Beispiel nach dem sogenannten Hamburger Modell, rundet die medizinischen Reha-Leistungen ab.

Voraussetzungen für einen Reha-Anspruch

Gesetzlich versicherte MS-Erkrankte haben Anspruch auf Reha-Leistungen der gesetzlichen Rentenversicherung, wenn folgende medizinischen Voraussetzungen erfüllt sind:

MEDIZINISCHE GRÜNDE

Eine Rehabilitation ist aus medizinischen Gründen zur Wiederherstellung oder zum Erhalt der Erwerbstätigkeit erforderlich. Dies ist der Fall, wenn die MS-Erkrankung eine Person körperlich, geistig oder seelisch so stark einschränkt, dass sie nicht mehr arbeitsfähig ist oder die Gefahr besteht, dass sie aufgrund der Erkrankung in absehbarer Zeit nicht mehr arbeiten kann.

ERWERBSFÄHIGKEIT

Die Minderung der Erwerbsfähigkeit kann voraussichtlich abgewendet, gebessert oder wiederhergestellt werden und/oder der Arbeitsplatz kann erhalten bleiben.

WARTEZEIT

Die reguläre Wartezeit seit der letzten Reha-Maßnahme ist verstrichen; wie lange die Wartezeit beträgt, ist von Maßnahme zu Maßnahme unterschiedlich. Ausnahme: Eine erneute Reha ist aus medizinischen Gründen bereits vorher dringend erforderlich (siehe Seite 38).

Außerdem sollten folgende versicherungsrechtlichen Voraussetzungen erfüllt sein:

RENTENVERSICHERUNG

Die an MS erkrankte Person hat in den letzten 24 Monaten vor Antragstellung mindestens sechs Monate Pflichtbeiträge in die Rentenversicherung eingezahlt.

BESCHÄFTIGUNGSSITUATION

Die oder der Betroffene hat innerhalb von zwei Jahren nach Beendigung einer Ausbildung eine versicherte Beschäftigung oder selbstständige Tätigkeit aufgenommen und bis zur Antragstellung ausgeübt oder ist nach einer solchen Beschäftigung oder Tätigkeit bis zur Antragstellung arbeitsunfähig oder arbeitslos gewesen.

ERWERBSFÄHIGKEIT

Die MS-Patientin oder der -Patient ist vermindert erwerbsfähig oder es ist in absehbarer Zeit eine Erwerbsminderung zu erwarten, wenn die allgemeine Wartezeit erfüllt ist.

RENTENZAHLUNGEN

Die oder der Betroffene bezieht eine Erwerbsminderungsrente oder eine große Witwen-/ Waisenrente wegen verminderter Erwerbsfähigkeit.

ANGESTELLTENVERHÄLTNIS

Die den Antrag stellende Person ist nicht verbeamtet. Denn: Beamte haben keinen Anspruch auf medizinische Reha-Leistungen durch die Deutsche Rentenversicherung, sie sind auf Beihilfe angewiesen. Aber Achtung: Beihilfe ist keine Vollhilfe. Die jeweilige Beihilfestelle gewährt Betroffenen, die eine Reha durchführen möchten, nur einen Zuschuss für die Maßnahme, der meist zwischen 50 und 80 Prozent der Gesamtkosten liegt. Eine private Zusatzversicherung kann die restlichen Kosten abdecken, sofern sie vor der Diagnose abgeschlossen wurde.

WAS KOSTET EINE REHA?

An den Kosten der Rehabilitation müssen sich Betroffene in der Regel beteiligen. Nur unter bestimmten Voraussetzungen ist eine Befreiung möglich. Auskünfte und eine individuelle Beratung zu diesem Thema gibt es bei der Deutschen Rentenversicherung oder der Krankenversicherung.

ALTERSRENTE
Die oder der MS-Erkrankte bezieht keine Altersrente oder betriebliche Vorsorgeleistung bis zum Rentenalter.

Beantragung einer Reha-Leistung

Wer sich unsicher ist, wo man den Reha-Antrag stellen soll, kann ihn bei einem Leistungsträger, etwa seiner Krankenkasse, einreichen. Die Leistungsträger sind gesetzlich verpflichtet, ihre Zuständigkeit nach Antragseingang untereinander abzuklären. Ist der Leistungsträger, bei dem der Antrag eingegangen ist, nicht für die medizinische Rehabilitation zuständig, muss er den Antrag innerhalb von 14 Tagen an den zuständigen Leistungsträger weiterleiten.

Gut zu wissen: MS-Betroffene können während der Reha-Maßnahme Übergangsgeld erhalten, sofern sie vor Eintritt der Arbeitsunfähigkeit ein Arbeitseinkommen hatten. Lebt ein Kind unter 12 Jahren mit im Haushalt, besteht ein Anspruch auf Erstattung der Kinderbetreuungskosten, wenn Betroffene ihr Kind zur Kur mitnehmen oder aber es zu Hause versorgen lassen müssen.

2

Ein gutes Miteinander

EINEN GEMEINSAMEN WEG FINDEN

Die erste Zeit nach der Diagnose bewältigen

Wird eine MS neu diagnostiziert, kann die Reaktion sehr unterschiedlich ausfallen – und zwar bei Betroffenen und Angehörigen gleichermaßen. Während die einen regelrecht unter Schock stehen und in eine tiefe Krise geraten, neigen andere dazu, alles von sich wegzuschieben. Die Gesundheitsforschung spricht von verschiedenen „Patiententypen“: Ein Typus tendiert zum Verdrängen, ein anderer will es ganz genau wissen, ein weiterer stellt alles, was die Ärztinnen und Ärzte sagen oder empfehlen, grundsätzlich infrage, ein wieder anderer will an die Hand genommen werden. Richtig oder falsch gibt es dabei nicht. Denn jeder Mensch verarbeitet eine solch schwerwiegende Diagnose wie Multiple Sklerose anders. Was jedoch fast immer zutrifft: Das Wissen, dass man selbst oder ein geliebter Mensch an einer zurzeit noch unheilbaren Krankheit leidet, die im besten Fall über einige Zeit stagniert und im schlimmsten Fall zügig fortschreitet, wirft die bisherige Lebensplanung mit all ihren Träumen und Visionen oft erst einmal über den Haufen. Reaktionen wie Angst und Wut, aber auch Trauer und Ohnmacht sind deshalb nur allzu verständlich.

Viele Erkrankte leiden außerdem an Schuldgefühlen und fragen sich – natürlich völlig zu Unrecht –, ob sie ihren Teil zum Ausbruch der Krankheit beigetragen haben. Weitere häufig vorkommende und quälende Fragen können lauten: „Warum ausgerechnet ich?" „Was bin ich als chronisch kranker Mensch noch wert?" „Wie werden die MS und die Therapie meinen Alltag verändern?" „Wie geht meine Familie, mein Freundeskreis damit um?" „Wie beeinträchtigt die MS mein Berufsleben?"

Ähnliche Sorgen machen sich die Angehörigen. Und auch das ist absolut nachvollziehbar. Dennoch ist es ungeheuer wichtig, dass Sie sich klarmachen, dass genau Sie, die Familie, Freundinnen und Freunde der oder des Betroffenen, einen sehr großen Einfluss auf die positive Krankheitsbewältigung haben. Denn durch Unterstützung und Stärkung von außen kann die erkrankte Person viel besser mit der Diagnose und dem ersten Schock umgehen – und dabei lernen, ihren Wert als Mensch nicht von ihrer Erkrankung abhängig zu machen.

Klar ist aber auch: Dies wird nicht von heute auf morgen geschehen. Sie beide brauchen Zeit, um sich auf die neue Situation einzustellen und zu akzeptieren, dass die MS, ihre möglichen Auswirkungen auf das tägliche Leben und die nötigen Therapien ab sofort zum Alltag gehören werden.

Hilfreich ist es, dabei zu versuchen, die MS und auch die Therapien nicht als Gegner anzusehen, sondern als Herausforderung, die es zu bewältigen gilt. Und wenn Ihnen die Unsicherheit, die der nur schwer vorherzusehende Krankheitsverlauf mit sich bringt, den Schlaf raubt, machen Sie sich klar: Wir alle wissen nicht, was das Leben noch für uns bereithält – egal ob wir chronisch krank sind oder nicht.

Vielleicht haben wir schon morgen einen schlimmen Unfall, vielleicht werden wir hundert Jahre alt. Wenn Sie sich das an schlechten Tagen ins Bewusstsein rufen, fällt es Ihnen eventuell leichter, etwas gelassener mit der Erkrankung der Ihnen nahestehenden Person und der mit ihr verbundenen Ungewissheit umzugehen.

Viele MS-Betroffene und deren Angehörige berichten außerdem, dass ihnen das Wissen hilft, dass die MS-Forschung in großen Schritten voranschreitet und ständig neue Therapien entwickelt werden, die das Leben mit der chronischen Erkrankung deutlich erleichtern oder vielleicht sogar eines Tages eine Heilung möglich machen.

Sollten Sie allerdings merken, dass die neue Situation Sie dauerhaft überfordert, Sie extreme Ängste haben oder Ihre Gedanken nur noch um das Thema MS kreisen, scheuen Sie sich nicht, professionelle Hilfe in Anspruch zu nehmen (siehe ab Seite 108). Denn nicht nur Ihre Angehörige oder Ihr Angehöriger, sondern auch Sie selbst haben emotional viel zu verarbeiten.

Reden ist Gold

Was können Sie in der ersten herausfordernden Zeit nach der Diagnose für Ihre Angehörige oder Ihren Angehörigen tun? Wie sollten Sie über die Krankheit sprechen und mit ihr umgehen? Dafür existiert leider kein Patentrezept. Expertinnen und Experten raten allerdings dazu, die Krankheit weder zu bagatellisieren („Lass dich nicht so gehen – ist doch alles nicht so schlimm!“ oder „Du kannst doch froh sein: Wenigstens ist es kein Krebs!“) noch in den Mittelpunkt des alltäglichen Lebens zu stellen, sodass sich alles nur noch um sie dreht. Dazu gehört auch, die erkrankte Person so normal wie möglich und nicht wie ein rohes Ei zu behandeln, gleichzeitig aber sensibel dafür zu sein, welche Art von Unterstützung sie womöglich gerade braucht.

Doch wie können Sie wissen, welche Bedürfnisse ein an Multipler Sklerose erkrankter Mensch hat? Die simple Antwort lautet: Fragen Sie ihn! „Was wünschst du dir von mir?“ „Was brauchst du?“ „Wie möchtest du, dass wir mit deiner Erkrankung umgehen?“ „Was würde dir jetzt guttun?“ – dies sind nur einige Beispiele für mögliche Gesprächseinstiege. Allerdings sind sie leider keine Garantie dafür, dass Ihr Gegenüber auch wirklich über seine Bedürfnisse spricht. Besonders männlichen Erkrankten fällt dies häufig schwer. Drängen Sie in diesem Fall nicht weiter in sie oder ihn, sondern signalisieren Sie, dass Sie Verständnis haben und jederzeit da sind, wenn Redebedarf besteht. Allein diese Sicherheit hilft Betroffenen enorm.

Einen guten Umgang finden

Viele der verständlichen Sorgen, die Erkrankte und Angehörige aufgrund einer frisch diagnostizierten MS haben, entstehen aus Unwissenheit oder Vorurteilen gegenüber der Krankheit. Deshalb kann es ein erster Schritt für die emotionale Bewältigung der Diagnose sein, sich über Multiple Sklerose, ihre Entstehung, ihre möglichen Verlaufsformen und Therapien zu informieren. Dieses Wissen hilft der erkrankten Person und Ihnen selbst, besser einschätzen zu können, was auf Sie zukommt, gut vorbereitet in Arztgespräche zu gehen, Therapieempfehlungen zu verstehen und gegebenenfalls kritisch zu hinterfragen. Indem Betroffene zu Experten für die eigene Krankheit werden, fühlen sie sich ihr oft weniger ausgeliefert. Und Angehörige versetzt das angeeignete Wissen in die Lage, die Erkrankte oder den Erkrankten besser zu unterstützen und beraten zu können.

Wie und wo Sie sich informieren, bleibt dabei ganz Ihnen überlassen. Wenn Ihre Angehörige oder Ihr Angehöriger einverstanden ist, können Sie sie oder ihn zum Beispiel zur Neurologin oder zum Neurologen begleiten und dort die Fragen stellen, die Sie umtreiben. Die Arztpraxis hält in der Regel auch diverse Informationsmaterialien bereit. Manche neurologische Praxen beschäftigen außerdem eine MS-Nurse (siehe Kasten unten), die Betroffenen mit Rat und Tat zur Seite stehen kann. Weitere wichtige Informationsquellen sind unter anderen die Deutsche Multiple Sklerose Gesellschaft, das Kompetenznetz Multiple Sklerose, die Deutsche Hirnstiftung und natürlich das Internet (siehe ab Seite 124). Aber, Achtung: Nicht alle Websites zum Thema „Multiple Sklerose“ sind objektiv. Einige aufwendig gestaltete und auf den ersten Blick sehr informative Seiten werden von Pharmakonzernen oder dubiosen Quellen betrieben, die eigene, meist wirtschaftliche Interessen verfolgen oder falsche Hoffnungen wecken. Prüfen Sie deshalb kritisch, wer die Informationen bereitstellt.

FRAG DIE MS-NURSE!

MS-Nurses sind examinierte Krankenschwestern oder -pfleger, die wenigstens zwei Jahre in einer neurologischen Praxis oder Klinik gearbeitet und eine spezielle Fortbildung durchlaufen haben. Sie sind in der Regel besonders empathische und kompetente Ansprechpersonen und schließen eine Lücke in der medizinischen Versorgung, indem sie Menschen mit MS beraten und Fragen beantworten, für die in der ärztlichen Praxis oft zu wenig Zeit ist. Eine MS-Nurse kann Betroffenen und deren Angehörigen nach der Diagnose helfen, die Krankheit besser kennenzulernen – zum Beispiel, indem sie die Informationen aus dem ärztlichen Diagnosegespräch noch einmal ohne „Fachchinesisch“ wiedergibt. Auch im weiteren Verlauf der Erkrankung ist die MS-Nurse eine gute Anlaufstelle für Fragen rund um die Erkrankung und trägt als Schnittstelle zwischen Betroffenen, Angehörigen und Arztpraxis zu einem ganzheitlichen Therapiemanagement bei. Sollte die neurologische Praxis Ihrer oder Ihres Angehörigen keine eigene MS-Nurse beschäftigen, ist eventuell eine Überweisung an eine MS-Ambulanz (z.B. an Unikliniken) möglich, die MS-Nurses beschäftigt. Ermutigen Sie Ihre Angehörige oder Ihren Angehörigen gern, beim nächsten Arzttermin danach zu fragen.

Die eigene Rolle neu definieren

Sobald Sie das Gefühl haben, sich einen guten Überblick über die Erkrankung verschafft zu haben, gilt es, die eigene Rolle im neuen Alltag zu finden. Dafür ist es wichtig, mit Ihrer oder Ihrem Angehörigen im Dialog zu bleiben und herauszufinden, wie viel Unterstützung Ihr Gegenüber braucht und möchte. Je nach Krankheitsphase, ob während eines akuten Schubs oder in einer ruhigeren Periode, kann das sehr unterschiedlich sein! Was einem Menschen mit MS heute noch leicht von der Hand ging, kann ihm morgen extrem schwerfallen – und umgekehrt.

Behalten Sie auch im Hinterkopf: Selbst an schlechten Tagen möchten die meisten MS-Betroffenen nicht, dass man ihnen alles abnimmt. Denn das verstärkt das Gefühl des Krankseins und der Hilflosigkeit. Vereinbaren Sie deshalb am besten, dass die oder der Betroffene Ihnen so konkret wie möglich sagt, was ihr oder ihm helfen würde. Und versichern Sie, dass Sie an schlechten Tagen unterstützend zur Verfügung stehen. Davon profitieren beide Seiten: Sie selbst müssen die Erkrankte oder den Erkrankten nicht ständig mit Argusaugen beobachten und sich nicht sorgen, womöglich nicht genug zu tun. Ihr Gegenüber wiederum wahrt Selbstständigkeit und Autonomie und kann einen halbwegs „normalen“ Alltag leben, in dem Wissen, im Falle der Fälle nicht allein zu sein.

PHASEN DER VERARBEITUNG

Jeder Mensch ist anders – und ebenso unterschiedlich kann die Reaktion auf die Diagnose ausfallen.

- Schock
- Wut und Gefühl der Ungerechtigkeit
- Angst und Zukunftssorgen
- Trauer und Depressivität
- Akzeptanz und Bewältigung
- Anpassung und Neuorientierung

Starke Emotionen verstehen und richtig reagieren

Eine persönliche Krisensituation – und nichts anderes ist eine frische MS-Diagnose – kann starke, kaum kontrollierbare Gefühle hervorrufen. Deshalb folgt zum Schutz der eigenen Psyche auf die Diagnose oft eine Phase der Verdrängung und Verleugnung der Krankheit, bevor Emotionen wie Wut, Angst, Verzweiflung oder Trauer ins Spiel kommen (siehe Kasten links). Dass Betroffene so fühlen, ist absolut verständlich. Denn selbst wenn sich die Erstsymptome vielleicht gebessert haben oder ein Schub überstanden ist, schwebt das Wissen um die unheilbare Erkrankung und deren unvorhersehbaren Verlauf weiterhin wie ein Damoklesschwert über dem zukünftigen Leben. Damit umzugehen, stellt in den meisten Fällen eine enorme Herausforderung dar.

Eine allgemeingültige, einheitliche Strategie, einem nahestehenden Menschen mit MS in solchen Phasen bestmöglich beizustehen, existiert leider nicht. Allerdings gibt es ein paar allgemeine Ansätze, die Betroffenen und Angehörigen helfen können:

TRAUER, WUT UND RESIGNATION ZULASSEN

Geben Sie Ihrem Gegenüber zu verstehen, dass es völlig in Ordnung ist, angesichts der Diagnose, der Unvorhersehbarkeit des Krankheitsverlaufs, bei Schmerzen, körperlichen Beeinträchtigungen oder Therapie-Nebenwirkungen schlecht drauf zu sein. Durchhalteparolen wie „Denk doch mal positiv!" oder „Du musst jetzt stark sein!" sind eher kontraproduktiv. Sie setzen Betroffene unter Druck und suggerieren, dass sie sich nicht genug Mühe geben, ihre Gefühle oder die Krankheit an sich in Schach zu halten.

MITGEFÜHL UND THERAPEUTISCHE HILFE

Bei rund der Hälfte aller MS-Erkrankten kommt es laut Studien im Verlauf der Erkrankung zu depressiven Episoden. Wesentlich für das Ausmaß der Depression ist weniger die Erkrankungsdauer als der Grad der Behinderung. Auch wenn das Gefühl der durch die Erkrankung empfundenen Belastung und Überforderung nicht bewältigt wird, kann eine Depression auftreten. Bei ersten Anzeichen (siehe Kasten rechts) sollten Betroffene umgehend fachärztlichen Rat und psychotherapeutische Unterstützung suchen.

Auch Sie selbst können etwas tun: Bemitleiden Sie die erkrankte Person nicht, sondern schenken sie ihr echtes Mitgefühl. Der Unterschied liegt darin, sie nicht zu bedauern („Du tust mir so leid!"), sondern zu versuchen, sich in ihre Lage zu versetzen und dies entsprechend zu artikulieren. Zum Beispiel, indem Sie sagen: „Ich kann nur erahnen, wie du dich gerade fühlst. Das muss sehr schwer für dich sein."

EIGENE GRENZEN SETZEN

Die meisten chronisch Kranken reißen sich im Alltag sehr zusammen, um ihre Angehörigen möglichst nicht zu belasten. Doch manchmal brechen sich aufgestaute Gefühle Bahn – und Wut und Aggressionen treffen diejenigen, die es objektiv betrachtet am wenigsten verdienen. Manche Menschen mit MS berichten, dass schon Kleinigkeiten ausreichen, um gereizt, wütend oder aggressiv auf ihre Mitmenschen zu reagieren und sich im Nachhinein oft schuldig zu fühlen. Für Angehörige können solche Situationen schwer auszuhalten sein. Doch machen Sie sich bewusst: Aggressives Verhalten eines Menschen mit MS hat vermutlich nicht direkt mit Ihnen zu tun, sondern ist der Überforderung mit der derzeitigen

Lebenssituation und der Bewältigung der Erkrankung geschuldet.

Das bedeutet allerdings nicht, dass Sie ein solches Verhalten einfach tolerieren oder aushalten müssen. Denn auch Ihre Gefühle sind wichtig und müssen im Alltag berücksichtigt werden. Zeigen Sie, dass verbale Angriffe Sie treffen, etwa indem Sie sagen: „Ich verstehe deine Frustration. Aber ich kann nichts dafür und du tust mir unrecht." Vermeiden sollten Sie hingegen Reaktionen, die der oder dem Betroffenen ein schlechtes Gewissen machen („So dankst du es mir, dass ich mich um dich kümmere?"). Denn das verstärkt negative Gefühle nur.

MÖGLICHE ANZEICHEN EINER DEPRESSION

- Traurigkeit, Niedergeschlagenheit, Freudlosigkeit
- Interessensverlust, schnelle Ermüdbarkeit, Antriebslosigkeit
- Verminderte Konzentration und Aufmerksamkeit
- Vermindertes Selbstwertgefühl
- Sozialer Rückzug
- Schlafstörungen, Appetitlosigkeit, Bauch- und Kopfschmerzen, Verspannungen

Aber, und das ist sehr, sehr wichtig: Es wird Ihnen vermutlich nicht immer gelingen, angemessen und von außen betrachtet „richtig" zu reagieren. Denn Sie sind ein Mensch. Und die Situation, einen Menschen mit MS zu begleiten, verlangt Ihnen viel ab – emotional und im späteren Verlauf der Erkrankung womöglich auch körperlich. Seien Sie deshalb nachsichtig und milde mit sich selbst. Und machen Sie sich immer wieder klar, dass auch Sie schlechte Tage und schwache Momente haben dürfen.

Das Miteinander neu gestalten

Egal ob Ihre Partnerin oder Ihr Partner, ein Eltern- oder Geschwisterteil, Ihr Kind oder eine Freundin/ein Freund an

Multipler Sklerose erkrankt ist – ihre Beziehung wird sich durch die MS verändern. Es ist möglich, dass die erkrankte Person sich zurückzieht oder sich voll ins Leben stürzt, nur noch über seine Erkrankung oder überhaupt nicht darüber sprechen will. Auch die Rollen innerhalb der Beziehung können sich komplett umkehren. Vielleicht war die oder der Betroffene früher ein „Kümmerer", ist nun aber plötzlich auf Ihre Hilfe angewiesen und Sie müssen die Verantwortung für vieles übernehmen. Und während der erkrankte Mensch früher vielleicht spontan und risikofreudig war, überlegt er sich heute womöglich jeden Schritt zweimal.

Für Angehörige können solche Umstellungen eine große Herausforderung darstellen. Und es kann schwierig sein, mit der oder dem MS-Erkrankten in echtem Kontakt und im Austausch zu bleiben. Was also können Sie tun? Auch

DIE KRAFT DER SPRACHE

GUTE KOMMUNIKATION ...

- ist wertschätzend und ehrlich
- basiert auf einer offenen, respektvollen Haltung
- findet in einem geschützten Rahmen und ohne Zeitdruck statt
- beinhaltet bewusstes Innehalten und Nachfragen bei Irritationen („Wie meinst du das?" „Kannst du mir das näher erklären?")
- ist klar und authentisch
- besteht nicht nur aus Reden, sondern auch aus Zuhören
- lässt Pausen zum Nachdenken zu

NEGATIVE KOMMUNIKATION ...

- ist verletzend
- ist uneindeutig
- lässt den anderen nicht ausreden
- geht nicht auf das Gesagte des Gegenübers ein
- besteht aus Schuldzuweisungen
- monologisiert
- pauschalisiert („Immer tust du...!" „Immer muss ich...!")
- baut Druck auf („Du musst...!")

hier lautet der wichtigste Grundsatz wieder: Reden und lernen Sie miteinander. Sprechen Sie über Ihre Gefühle. Und versuchen Sie, die Bewältigung der Diagnose als Team zu meistern, indem Sie aus einem „Du schaffst das!“ ein „Wir schaffen das!“ machen.

Erinnern Sie sich selbst außerdem immer wieder daran, dass Streit, Missverständnisse und Konflikte nicht zwangsläufig mit der Krankheit zusammenhängen müssen, sondern dass manche Themen in allen engen Beziehungen, Partnerschaften und Familien auftauchen.

Und: Sprechen Sie es unbedingt an, wenn Sie den Eindruck haben, dass Ihre eigenen Bedürfnisse und Emotionen nun stets hinten anstehen müssen. Denn auch eine chronische Krankheit wie Multiple Sklerose ist kein Freifahrtschein für verletzendes Verhalten oder dafür, einen nahestehenden Menschen völlig zu vereinnahmen. Fairness und Achtsamkeit gelten für beide Seiten.

Eine gemeinsame Sprache finden

Während eine gelungene Kommunikation viel dazu beitragen kann, Vertrauen zu vertiefen und eine chronische Erkrankung wie Multiple Sklerose besser zu meistern, kann sich eine negative oder unangemessene Kommunikation toxisch auf zwischenmenschliche Beziehungen und die Bewältigung der Erkrankung auswirken (siehe Kasten links). Legen Sie daher im besten Fall gemeinsam fest, wie sie in Zukunft miteinander sprechen möchten: über die Erkrankung, ihre Auswirkungen auf den gemeinsamen Alltag, die damit verbundenen Gefühle und vielleicht auch alles andere. Verbindliche Kommunikationsregeln (siehe Kasten auf Seite 57) können dabei eine große Hilfe sein.

Begleiten statt bevormunden

Viele Angehörige von Menschen mit MS haben das Bedürfnis, sich intensiv um die erkrankte Person zu kümmern. Oft beinhaltet das ganz automatisch auch Vorschläge zum Umgang mit der Krankheit. Das ist in der Regel gut gemeint, geht aber häufig nach hinten los. Denn niemand mag es, von anderen Menschen gesagt zu bekommen, was man zu tun oder zu lassen hat – egal ob chronisch krank oder nicht. Trotzdem ist es manchmal sehr schwierig für Angehörige von MS-Betroffenen, sich mit vermeintlich klugen Ratschlägen zurückzuhalten. Vor allem dann, wenn man das Gefühl hat, dass die oder der Erkrankte falsche Entscheidungen trifft (z.B. eine Therapie ablehnt oder Kontrolltermine in der neurologischen Praxis nicht wahrnimmt) oder zu wenig tut, um den Verlauf der Krankheit positiv zu beeinflussen (z.B. weiter raucht oder sich zu wenig bewegt).

Was also tun, wenn Sie sich in einer solchen Situation befinden? Auch hier gilt: Natürlich müssen Sie Ihre Gefühle, Gedanken und Sorgen nicht verstecken. Wichtig ist nur, dass Sie versuchen, keine Schuldzuweisungen zu machen. Denn das bewirkt im ungünstigsten Fall bei Ihrem Gegenüber eine Trotz- oder „Jetzt erst recht!"-Haltung. Stattdessen kann es hilfreich sein, wenn Sie in Form von Ich-Botschaften ausdrücken, wie Sie sich fühlen. Hier ein Beispiel:

Statt zu sagen: „Es ist unverantwortlich von dir, dass du deine Arzttermine nicht wahrnimmst!", könnten Sie so formulieren: „Ich mache mir Sorgen, wenn du deine Arzttermine nicht wahrnimmst und wenn sich deine Symptome verschlimmern. Ich wünsche mir aber für dich, dass es dir möglichst lange gut geht, und möchte noch so viele Dinge gemeinsam mit dir erleben! Ich bitte dich deshalb, zu deiner Ärztin oder deinem Arzt zu gehen."

10 TIPPS FÜR EINE BESSERE KOMMUNIKATION

Gemeinsam festgelegte Kommunikationsregeln können helfen, ehrlicher, offener und empathischer miteinander zu sprechen.

HIER EINIGE BEISPIELE:

- Wir machen uns gegenseitig keine Vorwürfe.
- Wir verletzen einander nicht absichtlich.
- Wir formulieren Erwartungen, Enttäuschungen und Hoffnungen klar und offen.
- Wir schlucken angestauten Frust, Ärger oder Wut nicht hinunter, sondern teilen uns mit.
- Wir sagen einander, wenn wir uns überfordert, ausgebrannt oder allein fühlen.
- Wir respektieren, wenn der andere nicht reden will.
- Wir lassen einander ausreden und wahren stets einen freundlichen Ton.
- Wir erinnern den anderen nicht an seine Defizite oder drängen ihn in die Defensive, indem wir ihn auf seine Fehler oder Versäumnisse hinweisen („Das habe ich dir doch schon so oft gesagt!").
- Wir sagen nur Dinge, die wir auch wirklich so meinen (zum Beispiel: „Du kannst mich immer anrufen – Tag und Nacht!").
- Wenn wir im Nachhinein bemerken, dass wir verbal entgleist sind, entschuldigen wir uns.

Eine Garantie dafür, dass diese Art der Kommunikation Erfolg hat, gibt es nicht. Zeigt sie keine Wirkung, dürfen Sie ruhig und sachlich zum Ausdruck bringen, dass Sie das Verhalten oder den Entschluss Ihrer oder Ihres Angehörigen für falsch halten. Vor allem dann, wenn die Erkrankung auch Ihr Leben unmittelbar betrifft – etwa, weil sie in einer Partnerschaft leben oder es gemeinsame Kinder gibt.

Auf weitere Diskussionen oder das erneute Vorbringen von Argumenten sollten Sie möglichst verzichten. Denn: Nicht Sie sind an MS erkrankt, sondern Ihr Gegenüber. Also liegt die Verantwortung, mit der Erkrankung bestmöglich umzugehen, bei der erkrankten Person selbst. Nur sie kann letztendlich entscheiden, welche Art der Behandlung sie will, welche Ärztinnen und Ärzte sie aufsucht, ob sie Bewegung und eine gesunde Ernährung in ihrem Alltag integrieren möchte, ob sie sich psychologische Hilfe holt und welchen Stellenwert sie der MS in ihrem Alltag einräumt. Denn es ist ihr Leben und ihre Erkrankung.

Für Angehörige kann es ausgesprochen hart sein, das zu akzeptieren. Aber es gehört nicht in Ihren Zuständigkeitsbereich, für einen anderen Menschen Entscheidungen zu treffen – außer, er wünscht sich das explizit. Vielmehr ist es Ihre Aufgabe, ihn mit Empathie und Achtsamkeit zu begleiten und bei der Bewältigung der MS zu unterstützen.

Wie diese Unterstützung aussehen kann, ist von Fall zu Fall unterschiedlich. Während einige MS-Betroffene vielleicht Hilfe brauchen, eine geeignete Neurologin oder einen Neurologen zu finden, Informationen über Multiple Sklerose zusammenzutragen, und sich Begleitung zu den Arztgesprächen wünschen, freuen sich andere über einen motivierenden Sparringspartner beim Sport. Und während einige Betroffene vielleicht das Bedürfnis haben, mit einer oder einem engen Angehörigen regelmäßig über die Erkrankung zu sprechen, sehnen sich andere eventuell nach einem Menschen, mit dem man einfach nur Spaß haben und die Krankheit für eine gewisse Zeit vergessen kann.

Aber ganz egal, um welchen Patiententypus es sich handelt: Die erkrankte Person wird sich über Menschen freuen, die ihre Entscheidungen und Bedürfnisse akzeptieren, von denen sie sich bedingungslos geliebt und angenommen fühlt und die ihr an schlechten Tagen oder während eines Schubes Geborgenheit schenken, indem sie signalisieren: „Ich bin da. Du kannst dich auf mich verlassen."

Über die MS sprechen

Zu einer frisch diagnostizierten MS gehört zwangsläufig immer auch die Frage, wann und wie die oder der Erkrankte das nahe und weitere soziale Umfeld über die Diagnose in Kenntnis setzt. Auch hier gibt es völlig unterschiedliche Herangehensweisen. Einige Menschen mit MS haben das Bedürfnis, schnell „reinen Tisch" zu machen und ihrer Familie, ihren Freundinnen und Freunden, Kolleginnen und Kollegen von der Erkrankung zu berichten, andere informieren zunächst nur ihre nächsten Angehörigen, eine weitere Gruppe spricht erst dann über die Diagnose, wenn die Krankheit so weit fortgeschritten ist, dass die Symptome überdeutlich zutage treten.

Für all diese Verhaltensweisen gibt es gute Gründe – auch dann, wenn sie sich anderen vielleicht nicht auf den ersten Blick erschließen: die Angst, stigmatisiert, als nicht mehr belastbar und schwach wahrgenommen zu werden, der Wunsch, das Wissen um die Erkrankung erst einmal selbst in aller Ruhe zu verarbeiten und sie in ihrer gesamten Tragweite zu verstehen, die Befürchtung, im Job aufgrund der MS diskriminiert und nicht mehr für anspruchsvolle Aufgaben in Betracht gezogen zu werden, und, und, und.

Dabei hat nur eine Person das Recht, den Zeitpunkt und das Setting für die Weitergabe der Diagnose an Dritte zu bestimmen: die oder der Betroffene selbst. Angehörige sollten dies unbedingt respektieren und keinerlei Druck ausüben. Denn das „Outing" als chronisch kranker Mensch ist ein wichtiger Teil des Verarbeitungsprozesses – und der verläuft, wie bereits beschrieben, bei jedem Menschen anders und braucht unterschiedlich viel Zeit. Außerdem verlangt es, je nach sozialer Konstellation, eine Menge Mut, über die Diagnose zu sprechen. Denn eines ist klar: Ist die Katze erst aus dem Sack, hat dies unweigerlich Auswirkungen darauf, wie das Umfeld die erkrankte Person wahrnimmt, und auf

AUS DEM LEBEN

WENN DIE PARTNERIN, DER PARTNER LEIDET

Seit seiner MS-Diagnose hat Fabian K. (31) immer wieder Tage, an denen er richtig schlecht drauf ist. Mal ist er mürrisch, mal tieftraurig, manchmal einfach nur extrem frustriert. Anfangs versuchte seine Frau Melanie ihn aufzumuntern. Doch das ging oft nach hinten los und Fabian wurde aggressiv. „Du hast doch überhaupt keine Ahnung, wie es ist, jeden Morgen in dem Wissen aufzuwachen, chronisch krank zu sein!", schrie er sie an. Melanie war verletzt, zog sich zurück oder schoss verbal ebenfalls übers Ziel hinaus. Das tat ihrer Beziehung nicht gut. Deshalb einigten die beiden sich auf eine andere Bewältigungsstrategie: Wenn es Fabian jetzt emotional nicht gut geht, setzen sich die beiden ins Auto und fahren eine Weile über Land. Dabei reden sie meistens nicht. Doch mit Melanie zusammen zu sein und die vorbeiziehende Landschaft auf sich wirken zu lassen, hilft Fabian, innerlich zur Ruhe zu kommen und seine starken Emotionen loszuwerden.

das soziale Gefüge, in dem sie sich befindet. Besprechen Sie mit Ihrer oder Ihrem Angehörigen deshalb in aller Ruhe, wen sie oder er selbst über die Diagnose informieren möchte und wem und wie viel Sie erzählen dürfen oder sollen.

Die Autonomie wahren

Achten Sie stets darauf, nicht für die erkrankte Person zu sprechen, wenn diese in Ihrem Beisein gefragt wird, wie es ihr geht. „Der Klaus kann zurzeit nicht gut laufen“ oder „Carolin gehts gerade super“ – mit solchen Kommentaren sollten Sie sich zurückhalten. Denn indem Sie anstelle Ihres Gegenübers das Wort ergreifen, nehmen Sie ihm ein weiteres Stück Autonomie und bewerten die Krankheit aus Ihrer, nicht aus seiner Perspektive. Es kann nämlich durchaus möglich sein, dass Sie die momentane Situation anders einschätzen als die betroffene Person selbst. Vielleicht hat sie das Gefühl, ihr Zustand sei gerade stabil, während Sie zu beobachten glauben, dass sich das Gangbild schleichend verschlechtert. Überlassen Sie also die Deutungshoheit über die Erkrankung der oder dem Betroffenen selbst.

Wahrscheinlich wird es auch passieren, dass Sie von Dritten nach dem Befinden der oder des Erkrankten gefragt werden. Viele Menschen wählen diesen Weg, weil sie nicht wissen, ob und wie sie MS-Betroffene auf ihren Zustand ansprechen sollen, oder schlichtweg Angst haben, etwas Falsches zu sagen. Das ist nachvollziehbar und nur menschlich. Trotzdem sollten Sie versuchen, diese Personengruppe zu ermutigen, den direkten Kontakt zu suchen. Zum Beispiel, indem Sie sagen: „Es ist lieb von dir, dass du fragst. Aber ich kann und möchte nicht für jemand anderen sprechen. Sie/er freut sich aber ganz bestimmt, wenn

DER PERSÖNLICHE BLICK

„Angst ist normal und lebensnotwendig. Angst vor Ungewissheit ist in Ordnung. Aber: Glaube immer an dich und deine innere Stärke! Lass dir durch Angst nicht deinen Mut nehmen! LEBE."

JANINE
die im Alter von 14 Jahren an MS erkrankte
(Quelle: www.ms-begleiter.de)

du sie/ihn direkt darauf ansprichst, und wird deine Anteilnahme sehr zu schätzen wissen." So vermeiden Sie, dass die erkrankte Person das Gefühl erhält, es würde hinter ihrem Rücken über sie gesprochen, und helfen dabei, in deren Umfeld einen offenen und entspannten Umgang mit der Multiplen Sklerose zu etablieren.

Neue Rollen, neue Beziehungen

Wird bei der Lebenspartnerin oder dem Lebenspartner MS diagnostiziert, können die Folgen der Erkrankung die Beziehung, gemeinsame Lebensziele oder das Bild, das bisher von diesem Menschen bestand, nachhaltig verändern. Vielleicht braucht ein bisheriger „Macher" nun selbst Unterstützung im Alltag, vielleicht kommen plötzlich Zweifel daran auf, dass es eine gute Idee ist, Kinder zu bekommen, vielleicht ist es nicht mehr so leicht, Urlaube und Aktivitäten langfristig zu planen, weil die MS-Symptome von Tag zu Tag variieren oder die betroffene Person aufgrund von Erschöpfung oder anderen Beschwerden stark eingeschränkt ist.

Die Partnerschaft stärken

Die Situation ist weder für Betroffene noch für Angehörige leicht und kann zu Überforderung, Ratlosigkeit, Mutlosigkeit und Frustration auf beiden Seiten führen. Wichtig ist, dass Sie sich diese Gefühle eingestehen, miteinander darüber sprechen und gemeinsam versuchen, Lösungen zu finden. Denn tragfähige Beziehungen leben von Vertrauen und Offenheit. Sprechen Sie deshalb alle Themen an, die Sie bewegen – auch wenn Ihnen dies vielleicht schwerfällt oder es ungewohnt ist –, und motivieren Sie auch Ihr Gegenüber dazu. Dies gilt ganz besonders für solche Themen, die eventuell schwierig oder mit Angst oder Scham verbunden sind, zum Beispiel Zukunftspläne oder -ängste, die Familien- und allgemeine Lebensplanung oder der Umgang mit intimer Nähe.

Partnerschaft und Sexualität

Sexualität und körperliche Nähe sind für viele Menschen ein wichtiger Teil ihrer Beziehung. Bei MS-Erkrankten können jedoch Symptome auftreten, die das Liebesleben beeinträchtigen. Dazu gehören Empfindungsstörungen, Schmerzen beim Verkehr, Scheidentrockenheit, erektile Dysfunktion, Erschöpfung oder Muskelkrämpfe. Obwohl solch sexuelle Probleme zum Teil auch bei Menschen ohne MS auftreten, stellen sie oft ein Tabu dar. Ermutigen Sie die MS-kranke Person, sich bei sexuellen Problemen vertrauensvoll an ihre neurologische, urologische oder gynäkologische Praxis zu wenden.

Manchmal sind es aber gar nicht unbedingt körperliche Beschwerden, die sich negativ auf das Sexualleben auswirken. Allein das Wissen, chronisch krank zu sein, kann zu einem Libidoverlust oder sexuellen Versagensängsten führen, die körperliche Reaktionen wie Erektionsstörungen oder eine verkrampfte Scheidenmuskulatur hervorrufen können. Haben Sie das Gefühl, dass dies bei Ihrer Partnerin oder Ihrem Partner der Fall ist, sprechen Sie das Thema behutsam an. Nehmen Sie sich Zeit, ermutigen Sie Ihr Gegenüber, über die eigenen Wünsche, Erwartungen oder Ängste zu sprechen, und reden auch Sie offen über Ihre Gefühle und Bedürfnisse. Sie werden sehen: Ein solches Gespräch kann viel dazu beitragen, eine neue Intimität herzustellen.

Bedenken Sie auch: Sexualität bedeutet viel mehr als nur Potenz oder Orgasmusfähigkeit. Auch Zärtlichkeit, Geborgenheit und Lust sind wichtige Facetten des Liebeslebens. Ermutigen Sie Ihre Partnerin oder Ihren Partner, zusammen mit Ihnen auf Entdeckungsreise zu gehen und neue Dimensionen Ihrer gemeinsamen Sexualität zu erforschen – allen möglichen funktionellen Einschränkungen zum Trotz.

Auf Augenhöhe

Eine an MS erkrankte Person benötigt im Alltag teilweise Unterstützung. Dadurch verschieben sich oft auch die Machtverhältnisse innerhalb der Beziehung. Während ein Teil mehr Verantwortung trägt und sich neben der betroffenen Partnerin oder dem betroffenen Partner vielleicht auch noch um Beruf, Familie und Haushalt kümmert, kann es sein, dass der andere Teil immer weniger beitragen kann. Das kann bei der erkrankten Person zu Schuld- oder Minderwertigkeitsgefühlen führen, eventuell auch zu emotionalem Rückzug oder Aggressionen. Deshalb ist es gerade in einer Partnerschaft unglaublich wichtig, nach dem Motto „So viel Hilfe wie nötig, so wenig Hilfe wie möglich“ zu handeln, um der oder dem Betroffenen weiterhin das Gefühl zu vermitteln, mit Ihnen auf Augenhöhe zu sein. Um das Gleichgewicht in Ihrer Beziehung wiederherzustellen, können Sie außerdem gemeinsam überlegen, welche Aufgaben nicht körperlicher Natur Ihr Gegenüber in Zukunft übernehmen kann, um Sie zu entlasten. Hat Ihre Partnerin oder Ihr Partner sich zum Beispiel in der Vergangenheit um den Einkauf gekümmert, kann sie oder er nun alle Steuerangelegenheiten übernehmen. Wer früher die Fenster geputzt hat, kann jetzt dafür sorgen, dass alle Rechnungen bezahlt werden. War bisher die Gartenarbeit Teil der häuslichen Aufgaben, kann es nun an guten Tagen das Kochen sein.

Und vergessen Sie trotz aller Schwierigkeiten, welche die Multiple Sklerose für Ihre Beziehung mit sich bringt, nie: Ihr Gegenüber ist immer noch derselbe Mensch, in den Sie sich einst verliebt haben – und Sie sind immer noch ein Paar! Würdigen Sie das, indem Sie an den Dingen und Ritualen festhalten, die Ihrer Beziehung bisher immer gutgetan haben, und gönnen Sie sich regelmäßig eine gemeinsame romantische Auszeit vom Alltag – und von der Erkrankung. Das muss nicht immer gleich ein Vier-Gänge-Menü im Restaurant sein! Ein gemütliches Wochenendfrühstück, ein gemeinsames Getränk bei Kerzenschein oder ein Kinobesuch können schon ausreichen, um das Wir-Gefühl zu stärken.

Wie sagen wir's den Kindern?

Eine MS-Diagnose zu akzeptieren, ist schon für Erwachsene nicht leicht. Klar, dass an MS erkrankte Elternteile und deren Partnerinnen und Partner sich deshalb oft fragen: „Wie sollen erst unsere Kinder damit klarkommen? Sollen wir es ihnen überhaupt sagen? Und wenn ja: Wann und wie?"

Psychologinnen und Psychologen raten, mit Kindern jeden Alters über die Krankheit zu sprechen statt sie zu verschweigen (siehe Seite 68). Denn Kinder haben feine Antennen, bekommen oft mehr mit, als Erwachsene denken, und bauen bruchstückhafte oder unklare Informationen in ihre eigene Fantasiewelt ein. Das kann im schlimmsten Fall zu massiven Ängsten führen. Ältere Kinder und Teenager könnten sich ausgeschlossen und hintergangen fühlen, wenn sie zu spät oder durch Zufall von der Diagnose erfahren. Nur in einem offenen, ruhigen Gespräch und mit altersgerechten Erklärungen können Sie Missverständnisse ausräumen und Ihren Kindern die notwendige Sicherheit geben, mit der Erkrankung ihres Elternteils umzugehen.

Manchmal sind innerhalb der Familie auch grundsätzliche Änderungen erforderlich – etwa, wenn der erkrankte Elternteil einen Schub hat oder durch die fortschreitende Erkrankung dauerhaft körperlich eingeschränkt ist. Mit älteren Kindern können Sie gemeinsam die neue Aufgaben- und Rollenverteilung innerhalb des Haushalts besprechen. Das Gute daran, wenn Verantwortlichkeiten klar definiert sind: Alle Familienmitglieder leben in der Sicherheit, dass zu Hause auch in kritischen Phasen nicht das blanke Chaos ausbricht. Eine große emotionale Entlastung für alle – ganz besonders für die erkrankte Person.

Freundschaften neu ausrichten

Wurde in Ihrem Freundeskreis kürzlich eine Multiple Sklerose diagnostiziert, fühlen Sie sich vielleicht extrem unsicher und wissen nicht, wie Sie mit der Person umgehen oder ob Sie sie auf ihren Zustand ansprechen sollen. Das ist absolut verständlich und kein Grund, sich zu schämen! Tatsächlich geht es den meisten Menschen so. Deshalb können Sie es ruhig zugeben, wenn Sie angesichts der Diagnose erschüttert oder sprachlos sind. Zu sagen „Ich weiß gar nicht, wie ich mich jetzt verhalten oder was ich sagen soll", ist eine viel bessere Strategie, als sich aus dem Gefühl der Ohnmacht heraus zurückzuziehen. Denn das gibt Betroffenen das Gefühl, verlassen und ausgegrenzt zu werden und „nichts mehr wert" zu sein. Erfahren Erkrankte hingegen Anteilnahme, Rückhalt und Unterstützung, fällt es ihnen leichter, ihre Krankheit zu akzeptieren und mit ihr umzu-

MIT KINDERN ÜBER MS SPRECHEN

Jüngere Kinder haben andere Informationsbedürfnisse und emotionale Verarbeitungsmöglichkeiten als ältere. Deshalb ist es wichtig, mit ihnen altersgemäß über die MS zu sprechen. Dieser kleine Leitfaden kann Ihnen dabei helfen.

LEITFADEN FÜR JÜNGERE KINDER

DAS RICHTIGE SETTING

- Nehmen Sie sich Zeit für das Gespräch.
- Wählen Sie einen Ort, an dem Ihr Kind sich geborgen fühlt (zum Beispiel das eigene Zimmer), und nehmen Sie es während des Gesprächs in den Arm.

EINFACHE SPRACHE

- Nutzen Sie eine einfache Sprache und bildhafte Vergleiche, um Ihrem Kind die Krankheit zu erklären. Ein Beispiel: „Stell dir vor, dass dein Fahrrad vor dem Haus eine übergestülpte Schutzhülle aus Plastik hat, damit es nicht rostet. Jetzt kommt aber jede Nacht ein Marder, der in die Plastikhülle viele kleine Löcher hineinknabbert, sodass die Hülle undicht wird. Das Fahrrad wird öfter nass, fängt an zu rosten und fährt nicht mehr gut und schnell. So wie dem Fahrrad geht es auch den Nervenbahnen von Mama/Papa: wenn deren Schutzhülle innerhalb des Körpers angeknabbert wird, gehen sie langsam kaputt. Dann kann Mama/Papa nicht so gut laufen oder sehen."
- Erklären Sie Ihrem Kind, dass Multiple Sklerose eine Krankheit ist, für die niemand etwas kann – auch Ihr Kind nicht.
- Sagen Sie Ihrem Kind, dass es jederzeit mit Ihnen über die MS sprechen kann und Sie alles fragen darf.

KEINE FALSCHE HOFFNUNG SCHÜREN

- Wecken Sie in Ihrem Kind nicht die falsche Hoffnung, dass Mama oder Papa bald wieder gesund ist. Bleiben Sie stattdessen realistisch und optimistisch, indem Sie sagen, dass die Ärzte und die Medizin Mama/Papa hoffentlich helfen können.
- Sind Sie nicht sicher, wie Sie auf eine Frage am besten antworten sollen, sagen Sie das ganz offen. Zum Beispiel so: „Ich muss darüber nachdenken, wie ich dir das am besten erklären kann. Darf ich dir auf deine Frage morgen antworten?" Natürlich sollten Sie das am nächsten Tag dann auch tun.

ROUTINEN UND BETEILIGUNG

- Versuchen Sie als Familie, Routinen und gewohnte Abläufe möglichst beizubehalten. Das gibt Ihrem Kind Sicherheit. Ist dies in bestimmten Bereichen nicht möglich, weil das Kind zum Beispiel ab sofort von den Großeltern zum Kindergarten gebracht wird, besprechen Sie dies mit ihm.
- Geben Sie Ihrem Kind die Möglichkeit, sich einzubringen und dem erkrankten Elternteil während eines Schubes zu helfen. Zum Beispiel, indem es leichtere Gegenstände wie ein Buch oder etwas zu trinken bringt.

LEITFADEN FÜR ÄLTERE KINDER UND TEENAGER

DAS RICHTIGE SETTING

- Nehmen Sie sich Zeit und wählen Sie einen möglichst unaufgeregten Gesprächseinstieg („Ich würde gern etwas mit dir besprechen“ statt „Ich muss dir etwas Schlimmes sagen“).
- Suchen Sie das Gespräch möglichst früh. Kinder spüren sehr schnell, wenn etwas „nicht stimmt“.

EHRLICHKEIT UND OFFENHEIT

- Seien Sie ehrlich, beschönigen Sie nichts, lassen Sie keine wichtigen Informationen aus.
- Machen Sie keine falschen Hoffnungen („Mama/Papa wird wieder ganz gesund!“), aber schüren Sie auch keine Ängste („Es wird Mama/Papa leider jeden Tag etwas schlechter gehen“).
- Versuchen Sie nicht, sich um jeden Preis zusammenzureißen! Wenn Tränen kommen, ist das kein Drama. Im Gegenteil: Es zeigt Ihrem Kind, dass es in Ordnung ist, seine Gefühle zu zeigen.
- Sprechen Sie offen an, wenn Sie oder der erkrankte Elternteil sich erschöpft, überfordert oder ängstlich fühlen. So lernt Ihr Kind, dass auch Erwachsene manchmal Unterstützung brauchen. Sagen Sie aber auch, dass das vorübergeht bzw. Sie sich Hilfe oder Unterstützung suchen.
- Ermutigen Sie Ihr Kind, weiterhin „sein Ding“ zu machen und sich Auszeiten und Freiräume von der MS zu nehmen.
- Akzeptieren Sie, dass Ihr Kind vermutlich mit anderen über die Erkrankung sprechen möchte. Das hilft ihm bei der Verarbeitung seiner Gefühle enorm.

gehen. Doch wie können Sie einer Freundin oder einem Freund am besten beistehen? Tatsächlich gibt es, sobald Sie den ersten Schock über die Diagnose überwunden haben, eine Menge Möglichkeiten, für sie oder ihn da zu sein:

INFORMIEREN UND GESPRÄCH ANBIETEN

Informieren Sie sich über die Krankheit, damit Sie Ihr Gegenüber und dessen Erkrankung besser einschätzen können. Fragen Sie Ihre Freundin oder Ihren Freund nach ihrem/seinem Befinden. Hören Sie zu und signalisieren Sie, dass Sie jederzeit für Gespräche zur Verfügung stehen. Allerdings nur, wenn Sie das auch so meinen.

AKZEPTANZ UND NÄHE

Akzeptieren Sie, wenn Ihr Gegenüber gerade nicht über seine Erkrankung sprechen möchte. Melden Sie sich auch, wenn sich die oder der Betroffene zeitweise zurückzieht, zum Beispiel während eines akuten Schubes. Schicken Sie SMS, WhatsApp, Sprachnachrichten, Mails oder Briefe,

AUS DEM LEBEN

SOLIDARITÄT HILFT

Nach seiner MS-Diagnose stellte Marcel M. (41) seine Ernährung um und beschloss, in Zukunft auch weitestgehend auf Alkohol zu verzichten. Nachdem seine Freunde davon erfahren hatten, bestellten sie bei gemeinsamen Treffen ebenfalls nur noch alkoholfreies Bier, um es Marcel leichter zu machen. Er selbst hätte das niemals von seinen Freunden verlangt und sagte ihnen auch immer wieder, dass er kein Problem damit habe, wenn sie in seinem Beisein Alkohol konsumierten. Aber ihre Geste und ihre Solidarität rühren ihn bis heute und zeigen ihm, dass er nicht allein ist.

ohne sich aufzudrängen. Schon ein einfaches „Ich denke an dich!" kann Wunder wirken.

HILFE ANBIETEN

Fragen Sie nach den Wünschen der oder des Erkrankten und wo bzw. wie Sie im Alltag konkret unterstützen können.

ZEIT MITEINANDER VERBRINGEN

Planen Sie gemeinsame Aktivitäten unter Berücksichtigung der körperlichen Verfassung. Bei massiven Symptomen kann ein gemeinsamer Kaffee auf dem Sofa oder ein Kinobesuch sinnvoller sein als eine Runde Bowling. Nutzen Sie die gemeinsame Zeit für gute Gespräche, abseits der Erkrankung.

Nach vorne schauen

Mit MS ist das Leben nur noch halb so schön? Unmittelbar nach der Diagnose mag der Blick in die Zukunft für Betroffene und Angehörige tatsächlich düster erscheinen. Und wer gerade in einem akuten Schub steckt, verflucht die MS und ihre Auswirkungen auf den Alltag ganz sicher. Trotzdem berichten viele Menschen mit Multipler Sklerose, dass die Krankheit ihr Leben nicht dominiert, sondern vor allem ihren Blick auf die Dinge verändert hat.

Im Hier und Jetzt zu leben, realistische Pläne zu schmieden, nicht meilenweit nach vorn zu schauen und der Unvorhersehbarkeit des Krankheitsverlaufs mit einer gewissen Gelassenheit zu begegnen – all das kann den Alltag mit MS erleichtern.

Während einige Menschen die Krankheit auch zum Anlass nehmen, Aspekte ihres Lebens zu überdenken und neue Prioritäten zu setzen, tut es anderen gut, möglichst alles beim Alten zu belassen. Dabei ist kein Weg „besser“ oder „richtiger“ als der andere. Doch eines ist für alle Betroffenen gleichermaßen wichtig: ihr Leben mit der Erkrankung aktiv zu gestalten und zu versuchen, positiv Einfluss auf die eigene Gesundheit zu nehmen – zum Beispiel durch eine ausgewogene und gesunde Ernährung oder durch Bewegung und Sport.

Ermutigen Sie Ihre Angehörige oder Ihren Angehörigen auch dazu, weiterhin Dinge zu tun, die Freude bereiten, am sozialen Leben teilzunehmen und eine ganz persönliche Balance zwischen Aktivität und Entspannung zu finden. Sie können sie oder ihn dabei unterstützen, indem Sie gemeinsam versuchen, Ihre Freizeit weniger zu verplanen und Aktivitäten stattdessen der Tagesform anzupassen. Sie können sich auch gemeinsame Zwischenziele setzen. Ihre Angehörige oder Ihr Angehöriger hat beim Muskelaufbautraining 20 Wiederholungen einer Übung geschafft oder eine Immuntherapie erst einmal abgeschlossen? Nehmen Sie solche Erfolgserlebnisse zum Anlass, um ein wenig zu feiern. Versuchen Sie, sich gegenseitig auf die schönen Kleinigkeiten im Leben hinzuweisen und gute Tage bestmöglich zu genießen. So lenken Sie den Blick auf das Positive und stärken Ihre seelische Resilienz. Und das wiederum hilft sowohl der oder dem Erkrankten als auch Ihnen dabei, besser mit Rückschlägen umzugehen, die Multiple Sklerose als Herausforderung und nicht als Gegner zu begreifen und optimistisch zu bleiben.

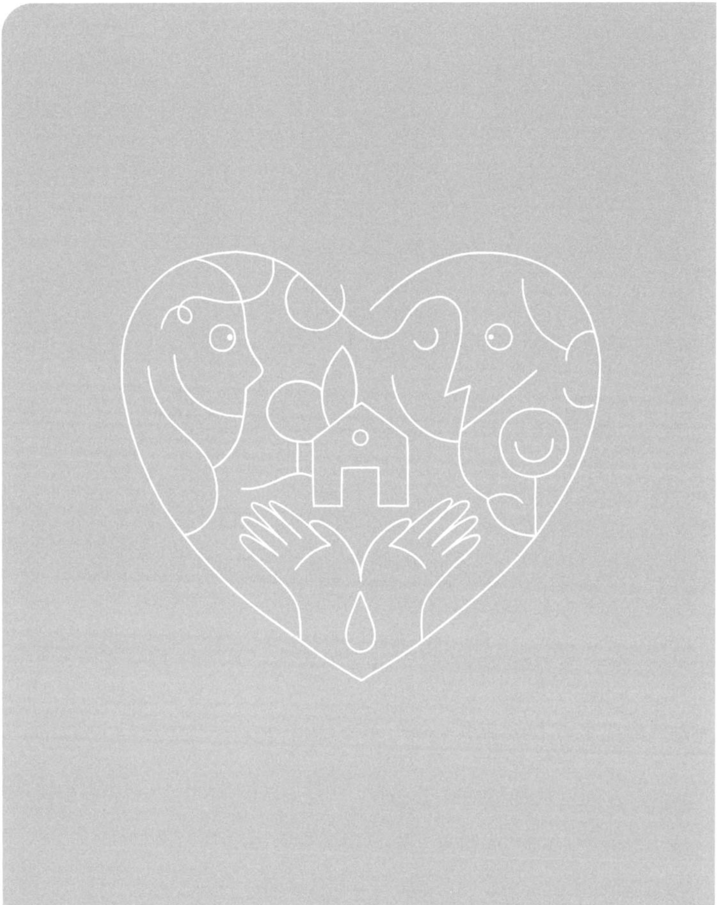

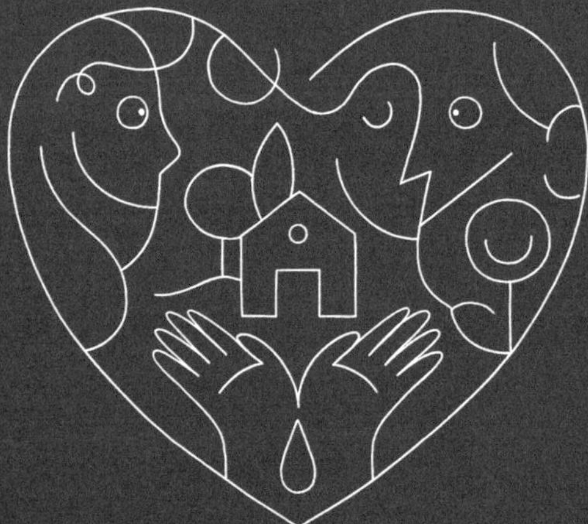

3

Praktische Tipps für den Alltag

DAS LEBEN GESTALTEN

Trübe Stimmung, Angst, Fatigue – was tun?

Im Laufe der Zeit werden Sie zusammen mit Ihrer oder Ihrem Angehörigen zu Multiple-Sklerose-Experten. Sie lesen sich tief in die Materie ein, tauschen sich mit Fachärztinnen und Fachärzten aus, kennen Fachbegriffe und Statistiken, wägen Therapiemöglichkeiten ab und wählen sie aus. Weder Sie noch die erkrankte Person wollen sich dem Schicksal ergeben. Betroffene, die selbst aktiv werden, haben es oft leichter, mit der Krankheit umzugehen.

Wenn alles hoffnungslos scheint

Dennoch wird es im Alltag mit einer an MS erkrankten Person vermutlich immer Phasen geben, in denen Ihr Gegenüber niedergeschlagen und hoffnungslos ist. Etwa dann, wenn die Diagnose noch sehr frisch ist oder Dinge, die früher eine Selbstverständlichkeit waren, plötzlich schwierig oder gar nicht mehr möglich sind. Diese Episoden können einige Tage, aber auch Wochen und Monate andauern und erfordern viel Einfühlungsvermögen und Geduld.

Finden Sie gemeinsam heraus, was Ihnen beiden in solchen Phasen guttut, und seien Sie nachsichtig – mit sich selbst und mit der oder dem Betroffenen. Machen Sie ihr oder ihm Mut. Bleiben Sie dabei aber unbedingt realistisch in Ihren Aussagen und vermeiden Sie gut gemeinte Sätze wie „Du bist bald wieder ganz die/der Alte“ oder „Morgen wird es dir schon viel besser gehen“. Denn es ist leider sehr wahrscheinlich, dass beides nicht eintreffen wird. Viel hilfreicher ist es für die erkrankte Person, wenn Sie ihr ihre Gefühle zugestehen und sie merkt, dass Sie auch an trüben Tagen zu ihr halten. „Es tut mir leid, dass du das alles gerade durchmachen musst. Aber ich bin hier und tue mein Bestes, um dir da durchzuhelfen“ oder „Was würde dir jetzt guttun?“ – solche Sätze können ausgesprochen hilfreich sein.

Vielleicht finden Sie auch trotz der momentanen Schwierigkeiten die Kraft, gemeinsam Zukunftspläne zu schmieden, den nächsten Restaurantbesuch oder Urlaub zu planen, über kleine Projekte in Haus und Garten nachzudenken oder nach einem neuen Hobby Ausschau zu halten. Denn: Die Zukunft zu planen und an Schönes zu denken, das noch vor einem liegt, schenkt Hoffnung und jede Menge Kraft.

Wenn die Angst die Lebensfreude nimmt

Leider ist Angst für viele Menschen mit Multipler Sklerose ein ständiger Begleiter. Ab dem Tag der Diagnose sind sie dauerhaft angespannt und alarmiert, vergleichbar mit der Wirkung terroristischer Anschläge, die auch eine generelle Angst erzeugen. Quälende Fragen treten auf: Wie wird meine Zukunft aussehen? Wie werde ich damit fertig, körperlich nie mehr intakt zu sein? Wie werde ich mich verändern? Werde ich weiterhin arbeiten können? Und wenn ja: wie lange? Gibt es überhaupt noch so etwas wie Sicherheit in meinem Leben?

Wenn Sie merken, dass Ihr Gegenüber von Ängsten gequält wird, signalisieren Sie Gesprächsbereitschaft. Denn ein Hauptfaktor für emotionalen Stress und Angst ist mangelnde Kommunikation. Natürlich können Gespräche Ängste nicht in Luft auflösen. Aber indem Betroffene ihre Gefühle teilen, wird es für sie vermutlich leichter, sie zu kontrollieren.

Falls Sie das Gefühl haben, dass es Ihrer oder Ihrem Angehörigen schwerfällt, mit Ihnen über ihre/seine Ängste zu sprechen – eventuell auch, um Sie nicht zu belasten –, ermutigen Sie sie/ihn, therapeutische Hilfe in Anspruch zu nehmen oder eine Selbsthilfegruppe aufzusuchen. Viele

AUS DEM LEBEN

TRÄUMEN RAUM GEBEN

Finn S. (38) bekam seine MS-Diagnose mit nur 27 Jahren. Er hatte gerade sein Studium abgeschlossen, seine heutige Frau Carolin kennengelernt – und das Beste im Leben schien direkt vor ihm zu liegen. In den ersten Monaten nach der Diagnose war er extrem niedergeschlagen und glaubte, all seine Zukunftspläne aufgeben zu müssen: die lang geplante Weltreise, den Traum von einer Eigentumswohnung und Familie. Doch dank der Beratung seines Neurologen und Carolins Unterstützung wurde ihm klar, dass er seine Pläne vielleicht ein wenig anpassen müsse, aber trotzdem verwirklichen könne. Das half ihm, seinen Optimismus wiederzufinden. Statt ein Jahr lang um die Welt zu reisen, unternahmen die beiden kürzere, aber nicht weniger schöne Trips rund um den Globus. Außerdem malten sie sich jeden Abend vor dem Einschlafen aus, wie sie später leben würden, wie ihre Kinder aussehen und wie sie heißen würden. „Ich habe diese Bilder so lebendig vor mir gesehen, dass ich irgendwie daran glauben konnte, dass sie eines Tages wahr werden“, sagt er rückblickend. „Nichts hat mir mehr Energie gegeben, die Herausforderung MS anzunehmen.“ Heute lebt Finn tatsächlich in seinen eigenen vier Wänden und hat zwei Kinder. „Mein Leben verläuft durch die MS etwas anders, als ich es mir einmal vorgestellt habe“, sagt er. „Aber es ist wunderschön. Und jeder gute Tag ist ein Ansporn, die weniger guten zu bewältigen.“

MS-Betroffene berichten, dass es ihnen bei der emotionalen Bewältigung ihrer Erkrankung sehr geholfen hat, mit Menschen zu sprechen, die Ähnliches erlebt haben.

Zusätzlich kann es hilfreich sein, regelmäßige Yoga- oder Meditations-Einheiten in den Alltag zu integrieren. Denn beides beruhigt das vegetative Nervensystem und kann dabei unterstützen, dauerhafte Anspannungen zu lösen.

Wenn Schmerzen den Alltag belasten

Jede beziehungsweise jeder vierte MS-Erkrankte hat im Verlauf der Erkrankung mit Schmerzen zu kämpfen. Dabei nimmt die Wahrscheinlichkeit, Schmerzen zu entwickeln, mit zunehmender Krankheitsdauer zu. Die Art der Schmerzen kann ganz unterschiedlich ausfallen und verschiedene Körperstellen betreffen. Sie können sowohl als direkte Folge der MS-Aktivität auftreten als auch aufgrund von anderen MS-Symptomen wie beispielsweise Spastiken.

Je nach Art und Ursache der Schmerzen gibt es verschiedene Behandlungsmöglichkeiten. Ermutigen Sie Ihre Angehörige oder Ihren Angehörigen, bei Schmerzen die behandelnde neurologische Praxis aufzusuchen. Dort wird abgeklärt, was der Auslöser der Schmerzen ist, und eine entsprechende Therapie verordnet. Das können zum Beispiel Medikamente sein, aber auch Physio- und physikalische Therapien, Wärme-, Kälte- oder Wasseranwendungen. Auch Entspannungsmethoden wie Yoga oder Qigong, Meditation oder Hypnose erweisen sich oft als hilfreich, denn sie können dazu beitragen, Schmerzen anders wahrzunehmen oder besser mit ihnen umzugehen. Wichtig zu wissen: Was der oder dem einen guttut, hilft der oder dem anderen womöglich überhaupt nicht. Daher kann es ein wenig dau-

> **DAS DIGITALE MS-TAGEBUCH**
>
> Mit der praktischen App „MS Tagebuch" können Betroffene ihre Symptome kontinuierlich dokumentieren und lernen, ihren Alltag besser zu bewältigen. Denn die digitalen Aufzeichnungen erleichtern es ihnen, Zusammenhänge zwischen täglichen Tiefs und Hochs und der jeweiligen Situation zu erkennen und den Tagesablauf entsprechend anzupassen. Außerdem stellt das übersichtliche Dokumentieren der MS-Symptome eine hervorragende Grundlage für den nächsten Arztbesuch dar und kann auch im Hinblick auf eventuelle Anpassung der Therapie oder der Alltagsroutine hilfreich sein.

ern, bis die am besten geeignete Schmerztherapie oder auch eine Kombination aus mehreren Therapien gefunden ist.

Es kann sich ebenfalls als nützlich erweisen, die Schmerzen in einem Schmerztagebuch zu dokumentieren, um herauszufinden, ob möglicherweise ein Zusammenhang zwischen den Beschwerden und dem persönlichen Tagesablauf besteht (siehe Kasten links).

Viele MS-Patientinnen und -Patienten berichten außerdem, dass es ihnen bei der Bewältigung ihrer Schmerzen hilft, sich abzulenken, etwa mit Arbeit oder Verabredungen, damit sie sich nicht dauernd auf den Schmerz konzentrieren. Bieten Sie Ihrer oder Ihrem Angehörigen also gern an, etwas gemeinsam zu unternehmen.

Vereinsamung entgegenwirken

Viele Menschen reagieren auf ihre MS-Diagnose mit sozialem Rückzug. Die Erkrankung nimmt einen so großen Raum in ihrer Gedankenwelt ein, dass sie für andere, angenehme Dinge und zwischenmenschliche Aktivitäten weniger empfänglich werden. So kann es passieren, dass selbst Menschen, die früher gesellig waren, plötzlich Kontakte meiden, weil sie sich selbst als eine Last empfinden. Durch

Symptome wie Mobilitätseinschränkungen, reduzierte Geschicklichkeit, Stand- und Gangunsicherheit oder Inkontinenz fühlen sie sich nicht mehr gesellschaftsfähig und das Gefühl von Scham drängt sie immer weiter in die Isolation. Angehörige können einiges dafür tun, dass es möglichst nicht so weit kommt. Zeigen Sie Ihrem Gegenüber, dass sich an Ihrer Liebe oder Zuneigung durch die Diagnose nichts geändert hat und dass Sie ihre oder seine Gesellschaft weiterhin schätzen. Um die Erkrankte oder den Erkrankten sozial einzubinden, können Sie außerdem gemeinsame Freizeitaktivitäten dem körperlichen Zustand anpassen und versuchen, die äußeren Rahmenbedingungen so angenehm und unkompliziert wie möglich zu gestalten. Dabei können bereits Kleinigkeiten einen großen Unterschied machen! Buchen Sie bei gemeinsamen Konzertbesuchen etwa einen Sitz- statt einen Stehplatz oder wählen Sie für eine Essensverabredung ein Restaurant aus, dessen Zugang barrierefrei ist und in dem es mehr als nur eine Toilette gibt. So machen Sie es Ihrer oder Ihrem Angehörigen leichter, gesellschaftliche Ängste abzubauen und weiterhin aktiv am Leben außerhalb der eigenen vier Wände teilzunehmen.

Fatigue – mehr als nur müde

Fatigue ist eines der häufigsten MS-Symptome. Man ver-

HÄUFIGE SYMPTOME EINER FATIGUE

- Müdigkeit, die sich durch Erholung und Schlaf nicht bessert
- ausgeprägtes Schwächegefühl, Verlust der körperlichen Belastbarkeit und Konzentrationsstörungen
- Mangel an Motivation, um den normalen Alltagsaktivitäten nachzugehen
- Schlafstörungen
- emotionale Reaktionen wie Frustration oder extreme Reizbarkeit
- sozialer Rückzug, Isolation

steht darunter eine erhöhte körperliche oder mentale Erschöpfbarkeit, die als abnorme Müdigkeit und Energiemangel erlebt wird und entweder dauerhaft vorhanden ist oder sich im Tagesverlauf entwickelt beziehungsweise verstärkt. Bis zu 70 Prozent aller MS-Patientinnen und -Patienten sind davon betroffen. Die Fatigue unterscheidet sich deutlich von normaler Müdigkeit. Meist ist das Hauptsymptom eine extreme, lähmende Erschöpfung, die sich auch durch Erholung und Schlaf nicht bessert. Doch eine Fatigue kann sich auch anders äußern (mehr dazu im Kasten auf Seite 81).

Übermäßige Schonung, so der aktuelle wissenschaftliche Stand, hat keinen positiven Effekt auf die Fatigue. Im Gegenteil: Bewegung und Sport helfen dabei, die Symptome zu bekämpfen. Auch ein strukturierter Tagesablauf, in den gegebenenfalls feste Ruhepausen eingeplant sind, kann hilfreich sein. Da bei vielen MS-Betroffenen mit Fatigue die Leistungsfähigkeit am Morgen eher besser ist und im Verlauf des Tages weiter abnimmt, kann zum Beispiel die Erledigung wichtiger Aufgaben auf den Vormittag gelegt werden.

DIGA – HILFE PER APP

Mit dem Digitalen-Versorgungs-Gesetz besteht seit 2019 ein Leistungsanspruch auf Versorgung mit DiGA (Digitale Gesundheitsanwendung, auch „Apps auf Rezept“ genannt). Darunter versteht man bestimmte Gruppen von digitalen CE-gekennzeichneten Medizinprodukten, die etwa bei der Behandlung von Erkrankungen oder dem Ausgleich von Beeinträchtigungen unterstützen können. Für die Reduzierung von Fatigue bei MS ist die DiGA ELEVIDA zugelassen. Die App basiert auf Prinzipien der kognitiven Verhaltenstherapie und verwandter psychotherapeutischer Ansätze. Eine Verordnung kann durch die behandelnde Arztpraxis erfolgen und wird von der Krankenkasse erstattet. Einige Krankenkassen bieten auch eine direkte Kostenerstattung gegen entsprechenden Nachweis an.

Sie können Ihre Angehörige oder Ihren Angehörigen dabei unterstützen, entsprechende Routinen im Alltag zu etablieren. Überlegen Sie gemeinsam, wie ein sinnvoller Tagesablauf aussehen könnte, gehen Sie zusammen an die frische Luft oder zum Schwimmen, unternehmen Sie kleine Fahrradtouren und versuchen Sie, bewährte Strukturen auch am Wochenende beizubehalten.

Trotzdem kann es Tage geben, an denen gar nichts mehr geht. Ermutigen Sie Ihr Gegenüber in solchen Phasen, Ruhepausen oder 20- bis 30-minütige „Powernaps" (kurze Schlafeinheiten) einzulegen, um wieder zu Kräften zu kommen. Zeigen Sie ihm, dass er sich seiner Erschöpfung nicht zu schämen braucht und dass Sie verstehen, dass er nicht einfach nur „faul", sondern komplett entkräftet ist.

Um Überlastungssituationen vorzubeugen, kann es außerdem sinnvoll sein, einige im Haushalt anfallenden Aufgaben abzugeben – zum Beispiel, indem Sie sich Hilfe beim Putzen, beim Einkaufen oder bei der Gartenarbeit holen.

Sport bei MS

Regelmäßige Bewegung tut Körper und Seele gut und ist gesund – das gilt auch bei Multipler Sklerose. Sie bringt das Herz-Kreislauf-System in Schwung, reduziert überflüssiges Körperfett und senkt den Cholesterinspiegel. Ebenso kann Sport das Risiko für andere Erkrankungen wie Osteoporose oder Depressionen verringern.

Ein weiteres Plus bei Multipler Sklerose: Bewegung und Sport reduzieren die Entzündungsvorgänge im gesamten Körper. Und nicht nur das: Sport kann ein wichtiger Therapiebaustein sein und helfen, Symptome wie Spastiken, Schwäche, Fatigue oder Koordinationsprobleme zu verbessern. Vor allem ein Training, das gleichermaßen Ausdauer, Kraft, Koordination und Gleichgewicht schult, kann MS-bedingte Beschwerden reduzieren und helfen, den Alltag besser zu bewältigen.

Wichtig ist, die eigene Belastungsgrenze genau zu kennen und auch zu beachten. So sollte ein besonders anstrengendes Training während eines akuten Schubes reduziert oder ausgesetzt werden, um den Körper nicht zusätzlich zu belasten, und eine geeignete Sportart zur Bekämpfung der dominierenden Symptome gefunden werden. Welche Sportarten sich wofür eignen:

BEI SPASTIK

Um der Versteifung der Muskulatur und der meist damit verbundenen Bewegungseinschränkung entgegenzutreten, werden vor allem Wassersportarten sowie geführte und unterstützte Bewegungen mithilfe eines Physiotherapeuten oder mit speziellen Geräten, sogenannten Bewegungstrainern, empfohlen. Diese motorisierten Ergometer ermöglichen ein passives Bewegen von Armen und Beinen. Die ständig aktualisierte Leitlinie der Deutschen Gesellschaft für Neurologie empfiehlt bei Spastik außerdem gezieltes Kraft- und Ausdauertraining (zum Beispiel Laufband, Ergometer, Gehen).

DER PERSÖNLICHE BLICK

„Durch meine Spastik im linken Bein konnte ich nicht mehr Marathon laufen. Das war anfangs ziemlich deprimierend. Doch dann habe ich Schwimmen und Rennradfahren für mich entdeckt. Der Sport tut mir körperlich und psychisch gut. Jedes Training zeigt mir, wozu ich trotz MS in der Lage bin. Das hilft mir, positiv zu bleiben."

SVEN H.
MS-Patient

BEI FATIGUE

Oft müssen von Fatigue Betroffene (mehr dazu siehe ab Seite 81) Pausen in ihren Alltag einbauen. Trotzdem sollten sie sich körperlich betätigen! Denn Bewegungsmangel verschlimmert die Fatigue. Besonders gut geeignet sind Sportarten, deren Intensität gegebenenfalls an die eventuell verminderte Leistungsfähigkeit angepasst werden kann – zum Beispiel Nordic Walking, Schwimmen, Radfahren oder auch Kräftigungstraining.

Wichtig zu wissen: Eine Überlastung beim Sport kann bei MS-Patientinnen und -Patienten zu einer Verschlimmerung der Beschwerden führen. Daher ist es sehr wichtig, die eigene Belastungsgrenze genau zu kennen und beim Training entsprechend zu berücksichtigen.

BEI SCHWÄCHUNG DER MUSKULATUR

Bei Menschen mit Multipler Sklerose liegt oft eine geschwächte Muskulatur in den unteren Extremitäten vor. Dieser Kraftverlust führt meist zu Bewegungsarmut und damit zu weiterem Muskelabbau. Betroffene können diesem Teufels-

DAS UHTHOFF-PHÄNOMEN

Lange Zeit wurde Menschen mit MS von Sport abgeraten. Stattdessen rieten Ärztinnen und Ärzte ihnen, sich zu schonen, und verordneten ihnen Bettruhe statt Bewegung. Man ging davon aus, dass sich körperliche Erschöpfung negativ auf den Verlauf der Krankheit auswirken würde. Grund dafür war vermutlich die Besonderheit der Multiplen Sklerose, nämlich dass sich ihre Symptome bei erhöhter Körpertemperatur vorübergehend verschlimmern können. Diese Zustandsverschlechterung nennt man das „Uhthoff-Phänomen“. Heutzutage weiß man, dass sich diese Symptom-Verschlimmerung meist innerhalb von 30 bis etwa 120 Minuten komplett zurückbildet, letztlich ungefährlich ist und somit kein Grund sein sollte, auf die vielen positiven Effekte von Sport zu verzichten.

kreis mit regelmäßigem, leichtem Kräftigungstraining – zum Beispiel Gerätetraining im Fitnessstudio oder auch gymnastischen Übungen zu Hause – wirksam entgegensteuern.

BEI KOORDINATIONSPROBLEMEN (ATAXIE)

Von Ataxie betroffene MS-Erkrankte leiden unter Störungen der Bewegungskoordination, zum Beispiel beim Essen, Gehen oder Schreiben. Manchmal taumeln sie auch oder haben Schwindelgefühle. In diesem Fall sollte regelmäßige und dauerhafte koordinationsfördernde Physio- oder Ergotherapie erfolgen. Viele MS-Erkrankte mit Ataxie berichten außerdem, dass es ihnen hilft, bewusst rhythmische und langsame Bewegungen zu trainieren – zum Beispiel beim Tai-Chi, Yoga oder Qigong.

Die richtige Ernährung bei MS

Vielleicht haben Sie sich schon die Frage gestellt, ob eine Ernährungsumstellung den MS-Verlauf Ihrer oder Ihres Angehörigen positiv beeinflussen kann. Und falls Sie sich schon ein wenig mit dem Thema beschäftigt haben, haben Sie sicher festgestellt: Welche Ernährung für MS-Erkrankte die richtige ist, wird sehr kontrovers diskutiert. Seit einigen Jahren machen sogenannte MS-Diäten, wie etwa die Evers-Diät, die Schwank-Diät oder die Fratzer-Diät, von sich reden. Auch Ernährungsformen wie die Paleo-Diät beanspruchen für sich, einen positiven Einfluss auf die MS zu haben. Für die Wirksamkeit all dieser Diäten in Bezug auf die Multiple Sklerose gibt es bisher jedoch keine wissenschaftlichen Belege.

Klar ist außerdem: Auch die ausgewogenste und gesündeste Kost kann nicht „zaubern" und die MS allein in Schach halten. Aber, und das ist durchaus von Belang: Sie kann das körperliche und seelische Wohlbefinden von Menschen mit Multipler Sklerose entscheidend verbessern. Denn eine ausgewogene Ernährung versorgt den Körper mit allem, was er braucht, gibt Kraft und stärkt das Immunsystem. Darüber hinaus können entzündungshemmende Nahrungsmittel dazu beitragen, die mit einer MS verbundenen Entzündungsreaktionen im Körper zu reduzieren oder zumindest nicht weiter anzufachen.

Die Bausteine einer ausgewogenen Ernährung

Laut der Deutschen Gesellschaft für Ernährung e.V. (DGE) versteht man unter einer ausgewogenen Ernährung eine Kost, die vollwertig, ausgewogen, fettarm, ballaststoff- und vitaminreich ist. Doch wie kann eine solche Ernährung aussehen? Diese Tipps können ein guter Anfang sein:

VORZUGSWEISE PFLANZLICH

Ideal sind abwechslungsreiche, vor allem pflanzliche Lebensmittel sowie eine Kombination aus nährstoffreichen und energiearmen Lebensmitteln in angemessenem Verhältnis.

AUS DEM LEBEN

ZUSAMMEN IS(S)T MAN WENIGER ALLEIN

Als Steffi H. mit 29 Jahren ihre MS-Diagnose erhielt, beschloss sie, ihre Ernährung umzustellen. Das gestaltete sich im Berufsalltag jedoch schwierig, denn in der Kantine war die Auswahl an frischem Gemüse, Vollkornprodukten und Fisch sehr klein. Schließlich schlug ihr Verlobter Andreas vor, zukünftig abends zu kochen – und zwar vollwertig und gesund – und für die Mittagspause Reste des Abendessens, einen Salat oder ein belegtes Vollkornbrötchen mit ins Büro zu nehmen. Das funktionierte wunderbar! Und weil Steffi (31) und Andreas das gemeinsame Kochen nicht als lästige Pflicht, sondern als Bereicherung für ihre Beziehung wahrnahmen, konnten sie ihre neuen Essensgewohnheiten dauerhaft in ihren Alltag integrieren. Andreas sagt: „Eines der schwierigsten Dinge daran, einen Partner mit MS zu haben, ist das Gefühl der Hilflosigkeit. Als Steffi ihre Ernährung umstellen wollte, konnte ich endlich etwas für sie tun, indem ich meine Essensgewohnheiten ebenfalls änderte, um es ihr leichter zu machen. Das fühlte sich sehr gut an.“

VOLLKORN IST TRUMPF

Bei Getreideprodukten wie Brot, Reis oder Nudeln auf Vollkorn-Varianten setzen.

FÜNF AM TAG

Bis zu fünfmal täglich zu möglichst saisonalem Obst und Gemüse greifen – am besten frisch oder nur kurz gegart.

FISCH UND FLEISCH

Ein- bis zweimal pro Woche sollte Fisch auf dem Speiseplan stehen und der Fleischkonsum auf 300 g pro Woche beschränkt werden. Dabei eher zu Geflügel als zu rotem Fleisch greifen. Auf gepökeltes Fleisch und Wurstwaren am besten ganz verzichten.

ÖLE UND FETTE

Bevorzugt pflanzliche Öle wie beispielsweise Raps-, Lein-, Hanf-, Walnuss- oder Olivenöl verwenden.

MILCH UND CO.

Milchprodukte nur moderat konsumieren und dabei zu fettarmer Milch und fettarmen Milchprodukten greifen.

ZUCKER ADE

Den Konsum von Zucker sowie gesüßten Lebensmitteln und Getränken auf ein Minimum reduzieren.

VIEL TRINKEN

Rund 1,5 Liter Flüssigkeit pro Tag sollten es sein – am besten Wasser oder kalorienarme und ungesüßte Getränke wie Tee. Auf Alkohol möglichst ganz verzichten.

Und nicht vergessen: Wir Menschen sind Gewohnheitstiere. Deshalb braucht es unter Umständen etwas Zeit und eventuell auch mehrere Anläufe, bis es gelingt, alte Gewohnheiten abzulegen und neue zu etablieren. Das gilt auch für unsere Ernährung! Haben Sie also Geduld, wenn es Ihrer oder Ihrem Angehörigen nicht von heute auf morgen gelingt, den Speiseplan umzustellen. Bedenken Sie auch: Genuss ist Lebensqualität – und sollte auch und gerade bei Menschen mit MS nicht zu kurz kommen.

Gute Fette, schlechte Fette

Fettsäuren werden in gesättigte, einfach ungesättigte und mehrfach ungesättigte Fettsäuren unterteilt. Für MS-Betroffene sind dabei zwei Arten von Fettsäuren besonders wichtig: **Arachidonsäure (Omega-6-Fettsäure)**, die entzündungsfördernd

VITAMIN D BEI MS

In der aktuellen S2k-Leitlinie zur Diagnose und Therapie der Multiplen Sklerose wird empfohlen, den Vitamin-D-Spiegel von MS-Betroffenen regelmäßig zu überprüfen. Ein Mangel soll durch Supplementation ausgeglichen werden.

Da der Zusammenhang zwischen dem Vitamin-D-Spiegel und dem Verlauf einer MS aber wissenschaftlich noch nicht eindeutig geklärt ist, sieht bislang keine Therapie-Leitlinie den Einsatz von Vitamin D als Therapie vor. Es wird, ebenso wie bei gesunden Menschen, nur bei einem niedrigen Vitaminspiegel beziehungsweise einem vorliegenden Mangel eingesetzt. Interessant ist allerdings: Mehrere wissenschaftliche Teams konnten bei einem höheren Vitamin-D-Spiegel eine geringere MS-Aktivität beobachten. Es kam zu selteneren und weniger schweren Schüben.

Vor der Einnahme von Vitamin D in hohen Dosierungen ohne ärztlichen Rat wird ausdrücklich gewarnt. Sie kann gesundheitliche Schäden, wie Nierensteine oder -verkalkungen, verursachen. Betroffene sollten sich mit ihrer Neurologin oder dem Neurologen besprechen und gegebenenfalls um einen Bluttest bitten.

wirkt und vor allem in fettem Fleisch und Wurst enthalten ist, und **Omega-3-Fettsäuren**, die entzündungshemmend wirken.

Menschen mit Multipler Sklerose sollten deshalb Nahrungsmittel meiden, die Arachidonsäure enthalten, und stattdessen auf Lebensmittel mit einem hohen Omega-3-Gehalt setzen. Reich an Omega-3-Fettsäuren sind zum Beispiel Öle aus Leinsamen, Raps, Hanf oder Walnuss und fettreiche Kaltwasserfische wie Lachs und Makrele sowie Thunfisch.

Wichtige Antioxidantien

Antioxidantien sind Substanzen, die sogenannte freie Radikale binden können, und somit für Menschen mit MS von besonderer Wichtigkeit. Denn freie Radikale fördern Entzündungen und entstehen bei einer Multiplen Sklerose gehäuft. Wichtige Antioxidantien sind die **Vitamine A, C, E und Betacarotin**. Sie sind beispielsweise in Obst und Gemüse enthalten. Außerdem sollten MS-Betroffene auf eine ausreichende Zufuhr von **Spurenelementen wie Kupfer, Selen und Zink** achten. Diese finden sich unter anderem in Obst, Gemüse oder Fisch und werden vom Körper benötigt, um antientzündliche Enzyme aktivieren zu können.

Auch **sekundäre Pflanzenstoffe wie Flavonoide, Phenolsäuren, Carotinoide oder Phytosterole** sollten – gerade bei Menschen mit Multipler Sklerose – nicht zu kurz kommen. Denn ihnen wird unter anderem eine positive Wirkung auf Entzündungen und neurologische Fähigkeiten zugeschrieben. Sekundäre Pflanzenstoffe sind vor allem in Obst, Gemüse, Hülsenfrüchten, Vollkornprodukten und verschiedenen Teesorten (z.B. grünem Tee) enthalten.

Die Lebensplanung neu ausrichten

Viele Menschen, die mit einer frischen MS-Diagnose konfrontiert sind, sind verzweifelt. Denn sie glauben, ihr Leben sei „vorbei“ und würde von jetzt an komplett von der Erkrankung dominiert. Kinderwunsch, Traumjob, Reisen – alles scheint passé. Diese erste Reaktion ist vollkommen verständlich. Denn zu erfahren, an einer chronischen und bislang unheilbaren Krankheit zu leiden, ist ein Schock. Gerade in der Zeit kurz nach der Diagnose kann das Gefühl der Ohnmacht übermächtig sein – bei der erkrankten Person selbst und auch bei deren Angehörigen.

In dieser besonders schwierigen Phase kann es helfen, wenn Sie der oder dem Erkrankten und auch sich selbst immer wieder vor Augen führen: Das Erreichen vieler Lebensziele ist auch mit einer Multiple-Sklerose-Erkrankung möglich! Vielleicht muss Ihre Angehörige oder Ihr Angehöriger dabei den ein oder anderen Rückschlag hinnehmen, vielleicht die berühmte „Extrameile“ gehen. Doch mit der bestmöglichen Therapie und einem verständnisvollen und unterstützenden Umfeld kann auch ein Leben mit MS äußerst erfüllt und glücklich sein.

Familienplanung mit MS

Multiple Sklerose und Kinderwunsch passen nicht zusammen? Falsch! Für Frauen mit MS bestehen in der Regel keine medizinischen Bedenken gegen eine Schwangerschaft. Im Gegenteil: In der Schwangerschaft nimmt die Wahrscheinlichkeit von Schüben mit jedem Trimester ab.

Muss die Schwangere wegen eines Schubs Kortison einnehmen, ist die Wahrscheinlichkeit geringfügig erhöht, dass das Kind zu früh auf die Welt kommt oder ein etwas zu niedriges Geburtsgewicht hat. Bei Kortison-Gabe im ersten Schwangerschaftsdrittel steigt darüber hinaus das Risiko einer Kiefer-Lippen-Gaumenspaltenbildung.

Auch wenn MS keine klassische Erbkrankheit ist (mehr dazu ab Seite 17), können betroffene Eltern mit Kinderwunsch eine genetische Beratung in Anspruch nehmen. Eine solche Beratung bieten zum Beispiel medizinische Hochschulambulanzen, aber auch niedergelassene Praxen für Humangenetik an.

Medikamente und Schwangerschaft

An MS erkrankte Frauen und deren Partner stehen vor einem Dilemma: Oft befürchten sie, mit der MS-Therapie das ungeborene Kind zu schädigen. Setzen sie die Therapie ab, riskieren sie einen Schub während der Schwangerschaft.

Frauen und Männer mit Kinderwunsch sollten sich deshalb unbedingt vor einer geplanten Schwangerschaft in ihrer neurologischen Praxis beraten lassen. Die Fachärztinnen und Fachärzte werden den Nutzen des eingenommenen Medikaments sorgfältig gegen das damit verbundene Risiko abwägen und mit der oder dem Erkrankten eine Entscheidung treffen. Denn: Es gibt einige wenige Medikamente, die schon vor der Schwangerschaft abgesetzt oder sogar mithilfe anderer Medikamente aus dem Körper ausgewaschen werden sollten. Dies gilt auch, wenn der Mann an Multipler Sklerose erkrankt ist, weil sich dessen Medikamente gegebenenfalls auf die Spermien auswirken können.

Schwangerschaftsvorsorge und MS

Für Schwangere mit MS ist es besonders wichtig, alle Vorsorgeuntersuchungen wahrzunehmen, damit mögliche Komplikationen frühzeitig erkannt werden können. Eine enge Zusammenarbeit der gynäkologischen und neurologischen Facharztpraxen ist dabei wünschenswert.

Geburt und MS

Bestehen bei der Schwangeren keine größeren körperlichen Einschränkungen, ist eine normale vaginale Geburt grundsätzlich möglich. MS allein ist kein Grund für einen Kaiserschnitt. Liegt allerdings eine Spastik oder Muskelschwäche der Beine vor oder leidet die Schwangere krankheitsbedingt unter starker Erschöpfung und Müdigkeit (Fatigue), kann die Geburt unter Umständen sehr lange dauern, sodass die Kräfte für eine Vaginalgeburt möglicherweise nicht ausreichen. In diesem Fall kann ein geplanter Kaiserschnitt sinnvoll sein. Zur Schmerzbehandlung während der Geburt können auch Frauen mit MS eine Periduralanästhesie (PDA) bekommen. Nach heutigem Wissensstand hat dies keinen Einfluss auf die Häufigkeit von Schüben nach der Geburt.

Stillen und MS

Stillen ist nicht nur für Säuglinge in vieler Hinsicht optimal, sondern auch für deren Mütter – unter bestimmten Voraussetzungen auch für solche mit MS! Studien zeigen, dass ausschließliches Stillen Mütter mit Multipler Sklerose sogar vor Krankheitsschüben nach der Geburt schützen kann. Bei sehr aktiven Krankheitsverläufen ist dies allerdings häufig nicht der Fall.

MS-Medikamente gehen in unterschiedlichem Ausmaß über die Muttermilch auf den Säugling über. Von den MS-Medikamenten sind offiziell lediglich die Interferone für Stillende zugelassen. Bedacht werden sollte außerdem, dass Stillen eine zusätzliche Belastung für den Körper der stillenden Mutter darstellen kann. Die Ernährung mit der Flasche ist unter Umständen weniger anstrengend und kräftezehrend – zumal diese auch von anderen übernommen werden kann. Am besten besprechen Schwangere mit MS das Thema „Stillen" rechtzeitig mit ihrer behandelnden Neurologin oder dem Neurologen und entscheiden gemeinsam in aller Ruhe, was für sie und ihr Baby am besten ist. Verzichtet eine Frau auf das Stillen, wird in der Regel ein rascher Neubeginn mit der medikamentösen MS-Therapie nach der Geburt empfohlen.

Die erste Zeit mit Baby

Fast alle frisch gebackenen Mütter freuen sich nach der Entbindung über ein wenig Hilfe mit dem Neugeborenen. Für Frauen mit MS ist diese Unterstützung besonders wertvoll! Denn die hormonelle Umstellung nach der Geburt kann zu MS-Schüben führen. Laut Studienlage scheint dies unabhängig davon zu sein, ob das Kind per Kaiserschnitt oder vaginal geboren wurde. Im ersten Vierteljahr nach der Geburt haben etwa 30 Prozent der unbehandelten Frauen einen Schub, 70 Prozent nicht. Doch selbst ohne Schub kann die erste Zeit mit dem Neugeborenen bei aller Freude sehr anstrengend sein. Für Frauen mit Multipler Sklerose, die durch ihre Erkrankung zusätzlich belastet sind, ist es deshalb umso wichtiger, sich am besten schon vor der Geburt Netzwerke zu schaffen, die im Fall der Fälle helfen und entlasten können. Je nach persönlicher Situation hat die Mutter auch Anspruch auf Familienhilfe, eine über die Krankenkasse finanzierte Haushaltshilfe oder andere spezielle Hilfen für behinderte oder chronisch kranke Eltern.

Unerfüllter Kinderwunsch und MS

Genau wie bei gesunden Frauen erfüllt sich der Kinderwunsch bei Frauen mit MS nicht immer. Neuere Studien sprechen nicht mehr für die Bedenken, dass eine Kinderwunschbehandlung eine erhöhte Schubrate nach sich zie-

DER PERSÖNLICHE BLICK

„Ich werde häufig gefragt, ob ich Angst hatte vor dem Mamasein, und ehrlicherweise: JA. Die größte Angst hatte ich vor einem Schub im Wochenbett, doch dieser blieb aus! Ich habe gestillt und bin auch sonst eine ganz normale Mama."

NADINE ALIAS @NANABANANA1405
Sie schreibt auf Instagram regelmäßig über ihre Erfahrungen zum Thema „Kinderwunsch und Muttersein mit MS"

hen könnte. Allerdings sollten sich Paare, die über eine solche Behandlung nachdenken, im Vorfeld ausführlich beraten lassen.

Arbeiten mit MS

Dank moderner Therapiemethoden können Menschen mit Multipler Sklerose ihrer Arbeit oft uneingeschränkt nachgehen, auch wenn es aufgrund der Erkrankung möglicherweise zu Phasen der Arbeitsunfähigkeit kommen kann. Außerdem ist es für Arbeitnehmerinnen und Arbeitnehmer mit MS besonders wichtig, auf den eigenen Körper zu hören und sich im Job – genau wie im Privatleben – zwar zu belasten, aber nicht zu überlasten. Bestimmte Rahmenbedingungen (z.B. flexible Arbeitszeiten oder das Arbeiten im Homeoffice) können dazu beitragen, die Arbeitsfähigkeit langfristig zu erhalten.

Da die Diagnose MS meist zwischen dem 20. und 40. Lebensjahr gestellt wird, betrifft sie regelmäßig auch junge Menschen in Ausbildung oder im Studium. Auch wenn Multiple Sklerose per se kein Grund für eine berufliche Umorientierung ist, kann die Agentur für Arbeit gegebenenfalls zu diesem Thema beraten.

Rechtlich gesehen sind Arbeitnehmerinnen und Arbeitnehmer mit MS nicht verpflichtet, die Arbeitgeberin oder den Arbeitgeber über die Erkrankung zu informieren. Nur dann, wenn die Beeinträchtigungen durch die MS den Job massiv beeinflussen und Betroffene auf Hilfsmittel angewiesen sind, sollten die Vorgesetzten in Kenntnis gesetzt werden. In größeren Unternehmen kann es eventuell auch sinnvoll sein, Gespräche mit dem Betriebsrat oder der Schwerbehindertenvertretung zu führen. Hier lässt sich vertraulich über alles Arbeitsrechtliche sprechen. Alternative Anlaufstellen sind MS-Beratungszentren oder das Integrationsamt, das in manchen Bundesländern auch Inklusionsamt heißt und sich mit den Belangen schwerbehinderter Menschen im Arbeitsleben beschäftigt. Es berät aber auch dann, wenn MS-Betroffene (noch) keinen Schwerbehindertenstatus (mehr dazu ab Seite 101) haben.

Berufliche Teilhabe, Hilfsmittel und Umschulung

Um mit MS weiterhin am Arbeitsleben teilnehmen zu können, kann es unter Umständen nötig werden, den Arbeitsplatz umzugestalten oder umzurüsten. Dafür gibt es finanzielle Unterstützung sowohl für Arbeitnehmerinnen und Arbeitnehmer als auch für Arbeitgeberinnen und Arbeitgeber, die sogenannten Leistungen zur Teilhabe am Arbeitsleben (berufliche Rehabilitation). Gefördert werden Maßnahmen, die MS-bedingte Einschränkungen ausgleichen sollen, zum Beispiel ein größerer Computermonitor, ein höhenverstellbarer Schreibtisch, orthopädische Arbeitsschuhe oder bauliche Maßnahmen – etwa dann, wenn der Zugang zum Gebäude oder die Toilette nicht barrierefrei sein sollte. Diese Maßnahme kann die an MS erkrankte Arbeitnehmerin oder der Arbeitnehmer selbst bei der Deutschen Rentenversicherung bzw. der Agentur für Arbeit beantragen. Hilfsmittel, die sowohl im Beruf als auch im Alltag genutzt werden, müssen bei der Krankenkasse beantragt werden.

Eine weitere Option kann auch der Wechsel des Arbeitsplatzes sein. Gemeinsam mit ihrer Arbeitgeberin oder dem Arbeitgeber können MS-Erkrankte ausloten, ob sich die bisherige Tätigkeit „MS-freundlicher“ gestalten lässt oder ob die Möglichkeit eines internen Stellenwechsels besteht.

DER PERSÖNLICHE BLICK

„Ich gehe immer ans Limit mit meiner Kraft, und es ist ein Segen, dass ich mit der chronischen Erkrankung das Amt ausfüllen konnte. Aber ich habe mit meinen Therapeuten gesprochen … Wenn ich über das Limit gehe, könnte das angesichts meiner Grunderkrankung ein Risiko sein. Und das hat mir sehr zu denken gegeben."

MALU DREYER
MS-Patientin, ehemalige Bundesrats-Präsidentin und Ministerpräsidentin von Rheinland-Pfalz, zum Ende ihrer politischen Laufbahn (Quelle: „Süddeutsche Zeitung")

Auch eine komplette berufliche Neuorientierung in Form einer Umschulung kann Sinn ergeben. Diese wird unter gewissen Voraussetzungen ebenfalls gefördert.

Erwerbsminderungs- und Altersrente

Ist eine Arbeitnehmerin oder ein Arbeitnehmer aufgrund einer MS-Erkrankung nicht mehr als drei Stunden pro Tag arbeitsfähig, besteht die Möglichkeit, Erwerbsminderungsrente zu beantragen. Liegt die Leistungsfähigkeit zwischen drei und sechs Stunden, besteht eine teilweise Erwerbsminderung. Die Höhe der Rente richtet sich danach, wie viel in die Rentenversicherung eingezahlt wurde und wie viele Jahre bis zum Eintritt in das reguläre Rentenalter überbrückt werden müssen. Zuständig ist die Deutsche Rentenversicherung. Nach Genehmigung fließt sechs Monate später die erste Zahlung. Die Erwerbsminderungsrente ist zunächst auf drei Jahre befristet. Danach wird geprüft, ob der Empfänger wieder einer Arbeit nachgehen kann. Dauerhaft erhalten Erwerbstätige nur dann Erwerbsminderungsrente, wenn es aus ärztlicher Sicht absolut unwahrscheinlich ist, dass sich ihr Gesundheitszustand verbessert.

Natürlich haben MS-Erkrankte auch Anspruch auf eine „normale" gesetzliche Altersrente, sofern sie die entsprechenden Voraussetzungen bezüglich Mindestalter und Beitragsjahre erfüllen. Sollte eine Schwerbehinderung festgestellt worden sein, kann die Rente ohne Abschläge mit 65 Jahren, mit Abschlägen bereits mit 62 Jahren beantragt werden. In diesem Fall verringert sich die Rente um 0,3 Prozent pro Monat, den Erwerbstätige bei früherem Renteneintritt erhalten, maximal aber um 10,8 Prozent.

Arbeiten bei Schwerbehinderung

MS-Erkrankte mit Schwerbehindertenstatus (GdB von 50 oder mehr) genießen einen besonderen Kündigungsschutz. Dieser soll schwerbehinderte Erwerbstätige vor behinderungsbedingten Nachteilen auf dem Arbeitsmarkt schützen. Konkret bedeutet das: Die Arbeitgeberin oder der Arbeitgeber muss vor Ausspruch einer Kündigung die Zustimmung des Integrationsamtes einholen. Die Zustimmung zur Kündigung ist für alle Arten von Kündigungen und unabhängig vom Grund der beabsichtigten Kündigung erforderlich (Ausnahmen sind in § 173 SGB IX geregelt). Eine Kündigung durch Erwerbstätige bzw. in gegenseitigem Einverständnis bedarf hingegen keiner Zustimmung durch das Integrationsamt.

Menschen mit einer Schwerbehinderung erhalten einen Zusatzurlaub von fünf Tagen pro Jahr – vorausgesetzt, sie haben eine Fünf-Tage-Arbeitswoche. Bei bestimmten Voraussetzungen haben sie auch Anspruch auf begleitende Hilfe im Arbeitsleben, zum Beispiel technische Hilfen und Hilfen zum Erreichen des Arbeitsplatzes.

Schwerbehindertenausweis bei MS

Einen Schwerbehindertenausweis zu beantragen, bedeutet für viele Menschen eine große emotionale Hürde. „Ich bin doch nicht behindert!" oder „Ich bekomme doch noch vieles allein hin!" sind Gedanken, die sicher auch viele MS-Erkrankte kennen. Solche Überlegungen sind nur allzu verständlich. Dabei wird der Begriff „Behinderung" vom Gesetzgeber ganz anders definiert, als viele von uns wissen (siehe Kasten links).

Aufgrund dieser weit gefassten Definition kann es auch für Betroffene, die bedingt durch ihre Multiple Sklerose zwar Einschränkungen haben, aber sich dennoch nicht „behindert" fühlen, eine gute Idee sein, sich mit dem Thema Schwerbehin-

WANN GILT MAN ALS BEHINDERT?

Im Sozialgesetzbuch (§2 (1), Neuntes Buch) heißt es dazu sinngemäß: Menschen sind behindert, wenn ihre körperliche Funktion, geistige Fähigkeit oder seelische Gesundheit mit hoher Wahrscheinlichkeit länger als sechs Monate von dem für das Lebensalter typischen Zustand abweicht und daher ihre Teilhabe am Leben in der Gesellschaft beeinträchtigt ist. Sie sind von Behinderung bedroht, wenn die Beeinträchtigung zu erwarten ist.

dertenausweis auseinanderzusetzen. Denn das Dokument kann als Nachweis dienen, dass die oder der Erkrankte bestimmte Nachteile in Bezug auf seine Teilhabe am Leben in der Gesellschaft erfährt und ein Anrecht auf Nachteilsausgleiche hat, die den Alltag deutlich angenehmer gestalten können (siehe Kasten auf Seite 104). Für bestimmte Nachteile werden auch sogenannte Merkzeichen anerkannt – etwa „G" für eine Einschränkung der Bewegungsfähigkeit oder „aG" für eine außergewöhnliche Gehbehinderung –, die das Leben der Erkrankten ebenfalls erleichtern können.

Falls also Ihre Angehörige oder Ihr Angehöriger, wie viele MS-Erkrankte, das Thema verdrängt oder davon ausgeht, (noch) kein Anrecht auf einen Schwerbehindertenausweis zu haben, ermutigen Sie sie oder ihn, sich zu informieren, ab wann und in welcher Form das Dokument eine sinnvolle Unterstützung darstellen kann. Erste Anlaufstelle ist dabei die behandelnde neurologische Praxis. Sie kann eine Einschätzung abgeben, ob ein Schwerbehindertenausweis infrage kommt, und verfügt außerdem über die nötigen Nachweise. Auf Wunsch und nach Entbindung von der ärztlichen Schweigepflicht kann die Praxis auch eine schriftliche Stellungnahme zum Gesundheitszustand Ihrer oder Ihres Angehörigen verfassen, die dem Antrag beifügt werden kann.

Kriterien für das Vorliegen einer Schwerbehinderung

Eine Schwerbehinderung liegt vor, wenn ein ärztliches Gutachten einen Grad der Behinderung (GdB) von mindestens 50 feststellt. Wichtig: Bei diesem Wert handelt es sich nicht um eine Prozentzahl! Es ist daher nicht richtig, von einem GdB von beispielsweise 50 Prozent zu sprechen. Bei MS richtet sich der GdB laut den Versorgungsmedizinischen

VORTEILE EINES SCHWERBEHINDERTENAUSWEISES

Mit einem Schwerbehindertenausweis haben MS-Erkrankte möglicherweise Anspruch auf Hilfen bzw. Nachteilsausgleiche. Hier einige Beispiele:

- Ermäßigung für die Nutzung öffentlicher Verkehrsmittel
- Fahrdienste
- Ermäßigung bei der Kraftfahrzeugsteuer
- Besondere Parkerlaubnis
- Befreiung von den Rundfunkgebühren
- Besonderer Kündigungsschutz
- Zusatzurlaub

Grundsätzen „... vor allem nach den zerebralen und spinalen Ausfallserscheinungen. Zusätzlich ist die aus dem klinischen Verlauf sich ergebende Krankheitsaktivität zu berücksichtigen." Nicht die Diagnose Multiple Sklerose allein ist also ausschlaggebend für den GdB, sondern das Ausmaß der Funktionseinschränkungen.

Wichtig zu wissen: Wird bei Ihrer oder Ihrem Angehörigen ein GdB unter 50, aber mindestens über 30 festgestellt, besteht die Möglichkeit, einen Antrag auf Gleichstellung bei der Agentur für Arbeit zu stellen. Die Gleichstellung wird allerdings nur bewilligt, wenn sie zur Erlangung eines Arbeitsplatzes notwendig ist oder ein bestehender Arbeitsplatz durch die Erkrankung gefährdet ist. Der Arbeitsplatz kann zum Beispiel dann als gefährdet gelten, wenn es wegen häufiger Schübe zu massiven Fehlzeiten kommt oder Erkrankte dauerhaft weniger belastbar sind. Auch Abmahnungen oder Abfindungsangebote der Arbeitgeberin oder des Arbeitgebers können als Nachweis eines bedrohten Arbeitsplatzes gelten. Wird der Antrag auf Gleichstellung bewilligt, erhält Ihre Angehörige oder Ihr Angehöriger, von einigen Ausnahmen abgesehen, die gleichen Rechte wie mit einem Schwerbehindertenausweis mit GdB 50.

Einen Schwerbehindertenausweis beantragen

Der Antrag auf einen Schwerbehindertenausweis wird beim zuständigen Versorgungsamt gestellt. Die Adresse erfahren Sie oder Betroffene bei Ihrer Stadt- oder Gemeindeverwaltung. Wichtig: Antragstellerinnen und Antragsteller sollten zu ihrem Termin unbedingt aussagekräftige Unterlagen wie Arzt-, Reha- oder Krankenhausberichte mitbringen, damit sich Gutachterinnen oder Gutachter des Versorgungsamtes ein umfassendes Bild über die vorliegenden Beeinträchtigungen machen können. Und: Da die Bearbeitung des Antrages nicht selten einige Monate dauert, sollte er möglichst frühzeitig gestellt werden.

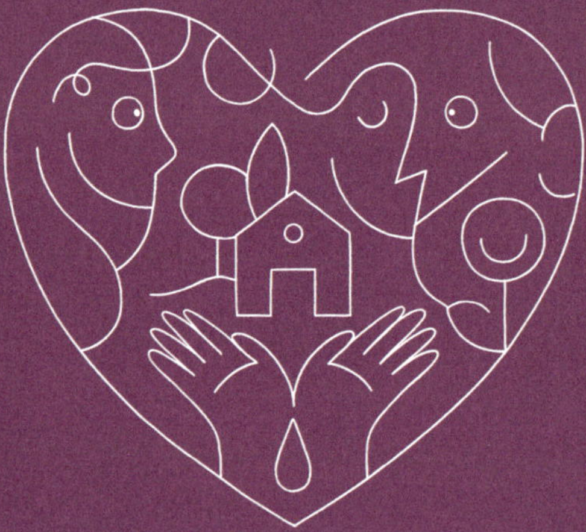

4

Und was ist mit mir?

UNTERSTÜTZUNG FINDEN

Beratungsangebote nutzen

Einen Menschen mit Multipler Sklerose über einen langen Zeitraum empathisch zu begleiten, kann eine extreme seelische und körperliche Belastung darstellen und Angehörige an ihre Grenzen bringen. Vielleicht haben Sie Probleme, die Krankheit an sich zu verstehen oder neu auftretende Symptome zu deuten und anzunehmen. Vielleicht sind Sie plötzlich allein für Kinder und Haushalt zuständig, vielleicht benötigt die oder der Erkrankte Hilfe bei der Verrichtung von Alltagshandlungen, vielleicht haben Sie finanzielle Sorgen, weil Ihre Partnerin oder Ihr Partner nicht mehr oder nur noch eingeschränkt arbeitsfähig ist und damit finanzielle Lücken entstehen. Im schlimmsten Fall können Sie aufgrund der dauerhaften Belastung auch selbst krank werden. Eine Beratung kann hilfreich sein, Ihre Fragen zu beantworten, Ihnen Sicherheit zu geben und Entlastungsmöglichkeiten aufzuzeigen.

Bevor Sie eine Beratung in Anspruch nehmen (siehe Kasten rechts und Seite 110), notieren Sie am besten, welche Fragen Sie umtreiben. Schreiben Sie außerdem auf, welche Aufgaben Sie bereits übernehmen. Vermutlich werden Sie feststellen, dass es mehr sind, als Sie denken. Fragen Sie sich: Wie hat sich meine Rolle seit der MS-Diagnose der oder des Betroffenen verändert? Welche Verantwortungen und Pflichten habe ich übernommen – und wie fühle ich mich damit? Kann und will ich die Begleitung und die damit verbundenen Aufgaben in diesem Maße dauerhaft leisten? Wer in der Familie und im Freundeskreis könnte unterstützen? Welche konkreten Aufgaben könnte ich abgeben? Denken Sie dabei auch an Kleinigkeiten und auf den ersten Blick banale Dinge. Eine gute Beratung zeigt Ihnen auf, welche Unterstützungsangebote es für Ihre Situation gibt und wie Sie diese beantragen können.

Vielleicht zögern Sie, Hilfsangebote von außen anzunehmen, weil Sie befürchten, die oder der Betroffene könne dies nicht wollen. Vielleicht glauben Sie auch, es sei ein Zeichen von Schwäche, sich Unterstützung zu holen, und es sei Ihre Pflicht, alles allein zu schaffen. Falls dies auf Sie zutrifft, machen Sie sich klar: Wenn Sie entlastet werden, profitieren beide Seiten. Denn nur so können Sie sicherstellen, dass Sie nicht ausbrennen und langfristig für Ihr Gegenüber da sein können. Es ist kein Zeichen von Schwäche, um Hilfe zu bitten, sondern zeugt von innerer Stärke! Außer-

BERATUNG PER APP

Über die kostenlose App „MS Beratung“ können Betroffene oder deren Angehörige schnell, unkompliziert und von überall aus mit Fachkräften der DMSG (Deutsche Multiple Sklerose Gesellschaft) für eine Sozial- oder Betroffenenberatung in Kontakt treten und in persönlichen Chats Fragen rund um das Leben mit Multipler Sklerose stellen. Bei der Sozialberatung beraten sozialpädagogische oder psychologische Fachkräfte mit Themenschwerpunkt MS. Bei der Betroffenenberatung stehen Menschen, die selbst an Multipler Sklerose erkrankt und speziell für die Beratung geschult sind, für Gespräche zur Verfügung.

dem schaffen Sie nicht nur für sich selbst, sondern auch für die Betroffene oder den Betroffenen ein wertvolles Netzwerk. Und das vermittelt Sicherheit – für beide.

Natürlich gibt es keine Garantie dafür, dass Hilfsangebote tatsächlich wie erhofft funktionieren und sie beide sich langfristig gut damit fühlen. Einen Versuch – gegebenenfalls erst einmal auf Probe – ist es aber fast immer wert. Und selbst wenn es nicht gleich beim ersten Mal klappt: Bleiben Sie dran und lassen Sie sich nicht entmutigen.

An wen kann ich mich wenden?

Es existieren unterschiedlichste Beratungs- und Informationsangebote zum Thema MS. Unter anderem informieren die Deutsche Multiple Sklerose Gesellschaft (DMSG), die Deutsche Hirnstiftung e.V. und andere gemeinnützige Vereine (mehr dazu ab Seite 124) auf ihren Internetseiten ausführlich über die Erkrankung und bieten Schulungen und Beratung auf unterschiedlichsten Kanälen an. Außerdem vernetzen sie auf Wunsch Betroffene und Angehörige und helfen bei der Suche nach qualifizierten Therapeutinnen und Therapeuten sowie MS-Schwerpunktzentren.

KRANKEN- UND PFLEGEKASSEN

Die von der gesetzlichen Krankenversicherung finanzierte Stiftung Unabhängige Patientenberatung (UPD) bietet unter anderem auch Beratung zum Thema MS an. Zu den Leistungen vieler Krankenkassen gehören außerdem Programme für MS-Betroffene und deren Angehörige. Auch Präventionskurse, zum Beispiel zu den Themen Ernährung, Entspannung und Stressmanagement, können sinnvoll sein. Fragen Sie gezielt bei der Krankenkasse nach, welche Angebote Sie und Ihre Angehörige oder Ihr Angehöriger nutzen können. MS-Patientinnen und -Patienten haben außerdem Anspruch auf eine frühzeitige und umfassende Beratung durch die Pflegeberatung der Pflegekasse. Sie muss unmittelbar nach Stellung des Antrags auf Leistung einen konkreten Termin für eine Pflegeberatung anbieten. Darüber hinaus benennt die Pflegekasse eine Pflegeberaterin oder einen Pflegeberater für eine persönliche Betreuung. Auch für die häusliche Pflege sind die Kassen die richtige Anlaufstelle.

SOZIALVERBÄNDE

Sie beraten unter anderem zu arbeitsrechtlichen Fragen, zum Thema Gleichstellung oder Erwerbsminderungsrente.

JUGENDAMT

Ist die Versorgung von Kindern und die Betreuung des Haushalts aufgrund eines längeren Krankenhaus-, Kur- oder Reha-Aufenthalts nicht möglich, ist das Jugendamt zuständig. Hier kann ein Antrag auf ambulante Familienpflege in sogenannten Notsituationen gestellt werden. Möglich ist dies für Familien mit mindestens einem Kind unter 14 Jahren. Der Antrag kann allerdings erst gestellt werden, wenn ein Antrag auf Bewilligung einer Haushaltshilfe zuvor von der Krankenkasse abgelehnt wurde.

Warum Selbstfürsorge so wichtig ist

Um für einen anderen Menschen da sein, ihm helfen und ihn unterstützen zu können, brauchen wir Kraft, Gelassenheit und Zeit. Aber: Wir können nur geben, was wir auch selbst haben. Viele Angehörige von MS-Erkrankten neigen dazu, die eigenen Bedürfnisse zu missachten und stellen den anderen in den Mittelpunkt ihres Denkens und Handelns. Alles dreht sich nur noch um ihn, seinen Zustand, seine Therapien. Dabei gerät das eigene Ich leicht in Vergessenheit, was im schlimmsten Fall zu einem Burn-out oder einer Depression führen kann. Mit einer guten Selbstfürsorge können Sie bestehenden Stress abbauen und neuem vorbeugen, um langfristig körperlich und seelisch gesund zu bleiben.

Freiräume schaffen

Horchen Sie regelmäßig in sich selbst hinein und fragen Sie sich: Wie geht es mir eigentlich? Dabei sind alle Gefühle erlaubt, auch vermeintlich negative wie Wut, Angst, Trauer und Überforderung. Es ist wichtig, dass Sie sie zulassen – und dass Sie ehrlich zu sich selbst sind. Denn die Unterdrückung von Emotionen verstärkt diese in der Regel nur. Scheuen Sie sich nicht, psychologische Hilfe in Anspruch zu nehmen, wenn Sie das Gefühl haben, aus einem seelischen Tief nicht mehr herauszukommen.

Außerdem ganz wichtig: Schaffen Sie sich immer wieder Freiräume im Alltag, in denen Sie auftanken können. Egal ob ein Treffen mit Freundinnen und Freunden, Sport oder ein Theaterbesuch – Sie entscheiden, was Ihnen guttut. Bedenken Sie: Eine Multiple Sklerose ist eine chronische Erkrankung, die nie wieder verschwinden wird. Umso wichtiger ist es, dass Sie mit Ihren Kräften haushalten und gut für sich selbst sorgen. Ganz besonders dann, wenn es neben der oder dem Erkrankten auch noch Kinder gibt, die versorgt werden müssen.

Viele Angehörige berichten, dass sie trotzdem ein schlechtes Gewissen haben, wenn sie etwas ohne die Be-

3 MINI-ÜBUNGEN
FÜR DIE SEELE

1 Loben Sie sich mindestens einmal am Tag selbst – und zwar uneingeschränkt, ohne Wenn und Aber. Zum Beispiel: „Super, dass ich das geschafft habe!" oder „Das habe ich richtig gut gemacht!" Tun Sie dies am besten vor dem Spiegel und lächeln Sie sich dabei zu.

2 Halten Sie wenigstens drei Minuten inne (am besten den Timer stellen) und richten Sie Ihre Achtsamkeit ganz auf sich selbst. Beobachten Sie Ihre Atmung, nehmen Sie jeweils für einige tiefe Atemzüge Ihre Sinneseindrücke wahr. Was hören, sehen, fühlen, riechen und schmecken Sie? Beenden Sie diese Mini-Meditation mit dem laut ausgesprochenen Satz „Ich bin jetzt hier."

3 Sagen Sie mindestens einmal am Tag ganz bewusst „Ja" und „Nein" und genießen Sie die Kraft und Klarheit, die in der Eindeutigkeit dieser Worte steckt!

AUS DEM LEBEN

WERTVOLLE KRAFTQUELLEN WIEDERFINDEN

Silke W. (48) hatte ihr Leben lang gern Tennis gespielt und im Chor gesungen. Als ihr Mann Helge an MS erkrankte, legte sie beides auf Eis. Ihr gesamter Alltag drehte sich nur noch um die Krankheit. Mit der Zeit merkte Silke, dass sich neben der Sorge um Helge auch Traurigkeit und Wut in ihr breitmachten. Traurigkeit darüber, dass ihr Leben aufgrund der MS ihres Mannes jetzt so anders verlief, als sie es sich einmal vorgestellt hatte. Und Wut darüber, dass sie deswegen Dinge hatte aufgeben müssen, die ihr früher so viel Freude bereitet hatten. Erst in einem langen und vertrauensvollen Gespräch in einer kirchlichen Beratungsstelle wurde ihr klar, dass sie mit der völligen Selbstaufgabe den falschen Weg gewählt hatte. Und dass sie wieder etwas für sich selbst tun musste, wenn sie ihre negativen Gefühle loswerden und Helge weiterhin eine verlässliche Stütze sein wollte. Sie fasste sich ein Herz und besprach diese neue Erkenntnis mit ihrem Mann. Der war erleichtert. Ihn plagten schon lange Gewissensbisse, weil Silke ihre Hobbys seinetwegen vernachlässigt hatte. Sie vereinbarten, dass sie ab sofort wieder einmal pro Woche Tennis spielen und zum Chor gehen würde. „Für die paar Stunden komme ich prima allein zurecht“, versicherte Helge ihr. Trotzdem besprachen sie ihren Plan auch mit der Familie und im Freundeskreis und legten gemeinsam fest, wer an schlechten Tagen oder während eines akuten Schubes notfalls bei Helge bleiben könnte, um Silkes kleine Auszeiten zu sichern.

troffene oder den Betroffenen unternehmen und Spaß haben, während ihr Gegenüber durch die Erkrankung eingeschränkt ist oder Schmerzen hat. Schuldgefühle dieser Art sind rational natürlich völlig unbegründet, lassen sich manchmal aber nur schwer auflösen. Vielleicht kann es helfen, wenn Sie sich einmal in Ruhe hinsetzen und aufschreiben, wie enorm viel Sie tagtäglich leisten. Und sich fragen, welchen liebevollen Ratschlag Sie einer guten Freundin oder einem guten Freund geben würden, wenn sie oder er in Ihrer Situation wäre.

Strategien zum Kraftschöpfen

Auszeiten von der Erkrankung Ihres Gegenübers und Ihren damit verbundenen Aufgaben sind extrem wichtig. Planen Sie Ihre persönlichen Freiräume deshalb ebenso fest in Ihren Alltag ein wie Arztbesuche oder Therapietermine und halten Sie sie für mehr Verbindlichkeit in einem Kalender fest. Treffen Sie beispielsweise jeden Mittwoch, wenn die oder der Erkrankte bei der Physiotherapie ist, Ihre beste Freundin oder Ihren besten Freund auf einen Kaffee. Und samstags, wenn ein Familienmitglied übernehmen kann, gehen Sie zum Pilates.

Behalten Sie diese Regelmäßigkeit bei, auch während eines akuten Schubes oder an Tagen, an denen sich Ihre Angehörige oder Ihr Angehöriger schlechter fühlt als sonst. Denn gerade solche Phasen sind für Sie extrem belastend. Am besten geht das, wenn Sie auf ein gutes soziales Netzwerk oder Unterstützungsangebote zurückgreifen können. Besprechen Sie mit der Familie und dem Freundeskreis, wer welche Zeiten verbindlich übernehmen kann, und fragen Sie bei Ihrer Krankenkasse nach, ob möglicherweise Anspruch auf eine stundenweise Betreuung besteht. Und ganz wichtig – behalten Sie immer im Hinterkopf: Wenn es Ihnen gut geht und Sie ausgeglichen und belastbar sind, ist nicht nur Ihnen, sondern auch Ihrem Gegenüber geholfen.

Regelmäßige Pausen einlegen

Kleinigkeiten können einen großen Unterschied machen. So können auch kurze Pausen im Alltag viel bewirken. Eine Tasse Tee oder Kaffee in der Sonne trinken, einen kurzen Spaziergang machen oder ein zehn- bis 20-minütiges Mittagsschläfchen halten, ein Buchkapitel lesen, Musik hören oder eine Folge der Lieblingsserie streamen – all das kann dazu beitragen, Stress abzubauen und neue Kraft zu tanken. Dabei ist es Ihren persönlichen Vorlieben überlassen, ob Sie diese Mini-Auszeiten lieber allein oder mit anderen Menschen verbringen möchten.

Etwas anderes hingegen ist immens wichtig: Legen Sie während Ihrer kurzen Pausen das Smartphone oder Tablet zur Seite! Denn wer durch seinen Instagramfeed scrollt oder einfach nur im Internet surft, kommt nicht wirklich zur Ruhe, sondern legt eine sogenannte maskierte Pause ein. Diese unterbricht zwar unsere Arbeit, aber wir fahren in dieser Zeit unser angespanntes Nervensystem nicht herunter und entlasten unser Gehirn nicht.

Kontakte pflegen

Soziale Kontakte sind wichtig für unser Wohlbefinden – auch und gerade in schwierigen Zeiten. Bleiben Sie deshalb in Kontakt mit Bekannten sowie Ihrem Freundes- und Kollegenkreis. Egal ob Sie sich treffen, gemeinsam etwas unternehmen oder in besonders stressigen Phasen auch nur telefonieren: All dies kann Ihnen helfen, Anspannung abzubauen und sich mit Ihren Sorgen und Nöten nicht allein zu fühlen.

Bewegung tut gut

Um körperlich und seelisch gesund zu bleiben, sind Sport und Bewegung unerlässlich. Wer aktiv ist, bleibt auch unter Stress stabil und regeneriert schneller. Dabei ist es egal, welche Sportart Sie ausüben. Wichtiger ist, dass Sie Spaß daran haben und regelmäßig dabeibleiben. Informieren Sie sich über das Angebot von Sportvereinen, Fitnessstudios oder Volkshochschulen in Ihrer Nähe oder nehmen Sie eine Sportart wieder auf, die Sie früher gern gemacht haben. Sportmuffeln kann es helfen, in einer Gruppe zu trainieren oder sich mit Gleichgesinnten zu festen Zeiten zu verabreden. So hat der innere Schweinehund keine Chance!

Positiv denken

Leider neigen wir Menschen dazu, uns mehr auf die negativen Seiten einer Sache zu konzentrieren, anstatt uns an den positiven Aspekten zu erfreuen. Das Problem dabei: Je öfter wir negative Gedanken zulassen, desto mehr Spuren hinterlassen diese in unserem Gehirn. Doch positives Denken kann man wie einen Muskel trainieren! Am besten gelingt das Üben in kleineren Stresssituationen. So können Sie zum Beispiel einen kurzen Stau dazu nutzen, ein Hörbuch zu hören oder einen lieben Menschen anzurufen, anstatt sich zu ärgern. Sagen Sie ganz bewusst „Stopp!", wenn sich ungute Gedanken aufdrängen wollen. Je öfter Sie dies üben, desto leichter wird es Ihnen fallen, diese auch abzuwehren.

In die Natur gehen

Wissenschaftliche Studien belegen: Schon 20 bis 30 Minuten im Grünen senken den Spiegel des Stresshormons Cortisol nachhaltig. Gehen Sie also raus in die Natur, wenn Sie sich etwas Gutes tun wollen! Dabei muss es

ENTSPANNUNG TO GO

Die Anti-Stress-App „Stress-Mentor" wurde an der Technischen Universität Kaiserslautern entwickelt und vom Bundesministerium für Bildung und Forschung gefördert. Sie beinhaltet Tools zur Selbstbeobachtung und zum Zeitmanagement, Entspannungsverfahren, Wissensvermittlung und eine wöchentliche Stress-Checkliste. Die App kann kostenlos im Google Play Store und im Amazon Store heruntergeladen werden.

nicht immer der Wald sein. Auch ein Spaziergang am Wasser oder quer über die Felder wirkt beruhigend. Atmen Sie dabei möglichst tief die frische Luft ein und nehmen Sie die Gerüche wahr, lauschen Sie den Vögeln, beobachten Sie den Zug der Wolken am Himmel und spüren Sie Wind, Sonne oder Regentropfen auf der Haut.

Den Geist zur Ruhe bringen

Es kann ausgesprochen sinnvoll sein, eine Entspannungsmethode zu lernen, auf die Sie bei Bedarf zurückgreifen können und die Ihnen langfristig bei der Stressbewältigung hilft. Für „Entspannungs-Neulinge" eignen sich besonders Entspannungsverfahren wie Autogenes Training oder Progressive Muskelentspannung nach Jacobsen, die leicht zu erlernen sind und sich jederzeit und überall anwenden lassen. Auch ein Achtsamkeits-Training wie die Mindfulness-Based Stress Reduction hat sich bewährt.

Vielleicht probieren Sie einfach mal verschiedene Methoden aus, um die richtige für sich zu finden. Am besten erlernen Sie die Grundlagen in einem Kurs unter professioneller Anleitung. Zum Hineinschnuppern eignen sich aber auch Internetvideos, Anleitungen in Büchern oder entsprechende Apps.

Ich bin nicht allein

Angehörige von Menschen mit chronischen Erkrankungen stecken oft in einem Dilemma: Sie machen sich Sorgen um ihr Gegenüber, haben vielleicht Zukunftsängste oder fühlen sich ausgebrannt. Wie gut wäre es da, sich jemandem anzuvertrauen! Doch ausgerechnet die erkrankte Partnerin oder der erkrankte Partner scheint dafür nicht die richtige Person zu sein – möchte man sie doch nicht auch noch mit den eigenen Problemen belasten. Eine solche Denkweise ist absolut verständlich. Trotzdem ist es wichtig, dass Sie mit Ihren Emotionen und Themen nicht allein bleiben.

Zum Glück gibt es diverse Beratungsangebote, die Sie wahrnehmen können, zum Beispiel die der Deutschen Multiple Sklerose Gesellschaft, der Deutschen Hirnstiftung, die von Caritas oder Diakonie oder der Sozialberatungsstellen (siehe ab Seite 124). Auch Selbsthilfegruppen können wertvolle Unterstützung bieten.

Austausch unter Gleichgesinnten

Wenn ein Mensch an Multipler Sklerose erkrankt, sind auch dessen Angehörige Betroffene der Erkrankung. Denn auch ihre Lebenssituation ändert sich durch die Diagnose. Und die Erkrankung nimmt durch Überforderung, Unsicherheiten und Ängste ebenso Einfluss auf ihr Leben und zieht massive Veränderungen und Belastungen nach sich. Doch die Hemmschwelle, darüber zu sprechen, ist oft hoch. Und selbst gute Freunde können manchmal nicht wirklich nachvollziehen, was sie beschäftigt.

Selbsthilfegruppen für Angehörige können in einem solchen Fall ein geschützter Raum und emotionaler Hafen sein. Mit Menschen ganz offen über die MS zu sprechen, welche die damit verbundenen Ängste und Probleme 1:1 nachvollziehen können, kann enorm dabei helfen, besser mit Schwierigkeiten umzugehen. Fast immer gibt es jemanden, der Ähnliches erlebt oder gefühlt und bereits Strategien erarbeitet hat, um mit den angesprochenen Schwierigkeiten zurechtzukommen. Und selbst wenn dies einmal nicht der Fall sein sollte: Für die meisten Menschen ist der

DER PERSÖNLICHE BLICK

„Ohne meine Verbündeten in der Community der Menschen mit Behinderungen hätte ich keinen Schritt tun können – manchmal sogar buchstäblich. Sie sind es, die mich wirklich umhauen."

SELMA BLAIR
US-Schauspielerin, machte 2018 ihre MS-Diagnose öffentlich
(Quelle: „Vogue", 20.4.2020)

offene Austausch – selbst über heikelste Themen – ein Ventil für den Stress und die Belastung im Alltag. Dass man seine Gefühle und Gedanken laut ausspricht, hilft außerdem dabei, die eigene Rolle zu finden und zu festigen. Mitglieder solch einer Gruppe können sich auch über ihre Erfahrungen mit unterschiedlichen Verlaufs- und Therapieformen, Ärztinnen und Ärzten, Therapeutinnen und Therapeuten sowie Kliniken austauschen und sich gegenseitig über konkrete Hilfs- und Beratungsangebote vor Ort informieren. Oft bilden sich in Selbsthilfegruppen auch neue, wichtige Kontakte, die sich zu Freundschaften entwickeln können.

Bei der Suche nach einer Selbsthilfegruppe für Angehörige von MS-Erkrankten hilft zum Beispiel die Deutsche Multiple Sklerose Gesellschaft weiter (siehe auch Seite 124).

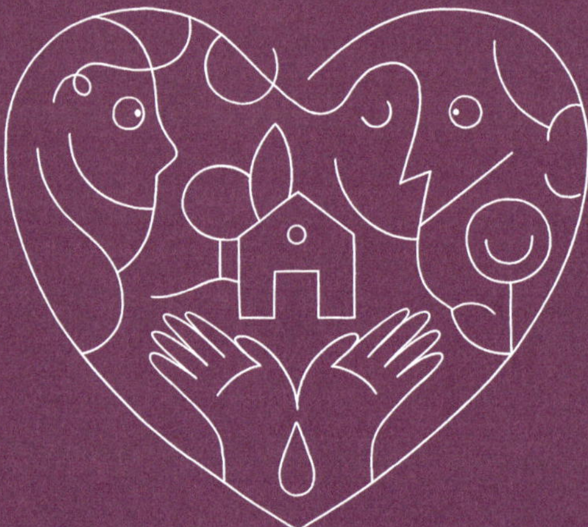

5

Hilfreiche Adressen und weitere Informationen

SERVICE

Ansprechpartner rund um Multiple Sklerose

Deutsche Multiple Sklerose Gesellschaft Bundesverband (DMSG) e.V.
Interessensvertretung für an MS erkrankte Menschen und deren Angehörige. Wissensdatenbank, Beratung und Unterstützung, Suchfunktion, Initiierung und Förderung von Forschungsprojekten, Selbsthilfegruppen.
Telefon: 0511 / 9 68 34-0
E-Mail: dmsg@dmsg.de, Internet: www.dmsg.de

AMSEL – Aktion Multiple Sklerose Erkrankter Landesverband der DMSG in Baden-Württemberg e.V.
Informationen und Aufklärung, Web-Seminare und Live-Streamings, Beratung und Unterstützung.
Telefon: 0711 / 6 97 86-0
E-Mail: info@amsel.de, Internet: www.amsel.de

Kompetenznetz Multiple Sklerose (KKNMS) e.V.
Netzwerk von deutschen Universitäten, wissenschaftlichen Einrichtungen und assoziierten MS-Behandlungszentren. Informationen, Studienergebnisse, Patientenhandbücher.
E-Mail: info@kkn-ms.de
Internet: www.kompetenznetz-multiplesklerose.de

Initiative Selbsthilfe Multiple Sklerose Kranker e.V.
Selbsthilfeorganisation für Betroffene und deren Angehörige. Hilfe beim Umgang mit der Krankheit, Informationen zu medizinischen und alternativmedizinischen Forschungen und Therapien, Beratung, Veranstaltungen.
Telefon: 06227 / 6 40 90
E-Mail: mskevmeixner@unity-mail.de
Internet: www.multiple-sklerose-e-v.de

Neurologen und Psychiater im Netz
Informationsportal zur psychischen Gesundheit und zu Nervenerkrankungen, herausgegeben von den Berufsverbänden für Psychiatrie, Kinder- und Jugendpsychiatrie, Psychotherapie, Psychosomatik, Nervenheilkunde und Neurologie aus Deutschland.
Telefon: 089 / 64 24 82-12
E-Mail: support@neurologen-und-psychiater-im-netz.org
Internet: www.neurologen-und-psychiater-im-netz.org

Deutsche Hirnstiftung e.V.
2019 von der Deutschen Gesellschaft für Neurologie gegründete Stiftung. Informationen und Beratung (online und telefonisch).
Telefon: 030 / 5 31 43 79 35 (Mo. 14–18 Uhr, Mi. 10–14 Uhr)
E-Mail: info@hirnstiftung.org, Internet: www.hirnstiftung.org

Deutsche Fatigue Gesellschaft e.V.
Telefon: 0221 / 93 115 96
E-Mail: info@deutsche-fatigue-gesellschaft.de
Internet: www.deutsche-fatigue-gesellschaft.de

ANSPRECHPARTNER FÜR AKUTE KRISEN

Telefonseelsorge

Die Beratung erfolgt 24/7 telefonisch, per Mail, per Chat, per App („Krisenkompass") und vor Ort. Kurzfristige Termine sind möglich.

Beratungstelefon: 0800 / 1 11 01 11 oder 0800 / 1 11 02 22
Online-Beratungsangebot: www.telefonseelsorge.de
Vor-Ort-Angebote: www.telefonseelsorge.de/vor-ort

Krisenchat

Beratung für Erwachsene, Kinder und Jugendliche in Krisensituationen. Rund um die Uhr per WhatsApp und SMS erreichbar (mehrere Sprachen).

Telefon: 030 / 57 71 46 27
E-Mail: info@krisenchat.de, Internet: www.krisenchat.de

Sozialberatung der Caritas

Fachleute unterstützen persönlich vor Ort oder auch anonym in der kostenlosen Online-Beratung.

Link zur Beratung vor Ort:
https://www.caritas.de/hilfeundberatung/onlineberatung/allgemeine-soziale-beratung/adressen
Link zur Online-Beratung:
https://www.caritas.de/hilfeundberatung/onlineberatung/allgemeine-soziale-beratung/start

Beratungsangebot der Diakonie

Fachleute beraten entweder anonym online oder vor Ort.

Link zu den Beratungsangeboten: https://www.diakonie.de

SOZIALES / FINANZEN / RECHT

Sozialverband Deutschland e.V.

Telefon: 030 / 72 62 22-0
E-Mail: info@sovd.de, Internet: www.sovd.de

Verbraucherzentrale Bundesverband Deutschland e.V.

Telefon: 030 / 25 80 00
E-Mail: info@vzbv.de, Internet: www.vzbv.de

Deutsche Rentenversicherung

Telefon: 0800 / 10 00 48 00
Internet: www.deutsche-rentenversicherung.de

Deutsche Multiple Sklerose Stiftung

Telefon: 0511 / 96 83 40
E-Mail: Info@dms-Stiftung.de, Internet: www.dms-stiftung.de

BESONDERE THEMEN

Medikamente: Beipackzettel, Wechselwirkungscheck

Internet: www.apotheken-umschau.de/medikamente/beipackzettel/

Pflege

Internet: www.pflege.de
Internet: www.pflegehilfe.de

Deutsche Gesellschaft für Ernährung e.V.

Telefon: 0228 / 3776-600
Internet: www.dge.de

Sachregister

N/O/P

R

S/T

U/V/W

Impressum

Apotheken Umschau:

Multiple Sklerose |
Verstehen und achtsam begleiten

ISBN 978-3-927216-95-2
PZN: 20133430

1. Auflage 2025
Wort & Bild Verlag
Konradshöhe GmbH & Co. KG
Konradshöhe 1, 82065 Baierbrunn
Handelsregister: Amtsgericht München
HRA 44980 / USt-ID-Nr. DE 130750628

Geschäftsführer:
Andreas Arntzen (Vorsitzender),
Dr. Dennis Ballwieser, Jan Wagner
Chefredaktion: Dr. Dennis Ballwieser,
Tina Haase, Julia Rotherbl

Projekt- und Redaktionsleitung:
Beatrice Sobeck
Autorin: Katrin Neumann
Lektorat: TextArt, Katja Rötzer
Fachliche Begleitung:
Prof. Dr. med. Frank Erbguth,
Deutsche Hirnstiftung e. V.
Fachwissenschaftliche Redaktion:
Dr. Andreas Baum
Art Direction: Dominik Schwarz
(Isartal Health Media, IHM)
Satz: Alina Sawallisch (www.saalina.de)
Bildredaktion: Isabella Küfner,
Stephanie Wiegand (IHM)
Schlussredaktion:
Schlussredaktion.de GmbH
Bildbearbeitung: Olaf Schnee
Produktion: Angelika Emmert

Druck: Grafisches Centrum
Cuno GmbH & Co. KG,
Gewerbering West 27,
39240 Calbe (Saale)
– gedruckt im Ultra HD Print®

FSC www.fsc.org
MIX
Papier | Fördert gute Waldnutzung
FSC® C043106

Druckprodukt mit finanziellem
Klimabeitrag
ClimatePartner.com/13493-2508-1013

Vertrieb:
Edel Verlagsgruppe GmbH
Neumühlen 17
22763 Hamburg
Germany

Hinweis: Die Ratschläge in diesem Buch wurden sorgfältig erarbeitet und geprüft. Erkrankungen gehören in ärztliche Behandlung. Das Buch kann daher keinen ärztlichen Rat ersetzen.

Bildnachweise:
Illustrationen Umschlag und Innenteil:
Dirk Schmidt
S. 5 Porträt: Agentur Adverb, Berlin
S. 7 Porträt: Jara Tiedemann

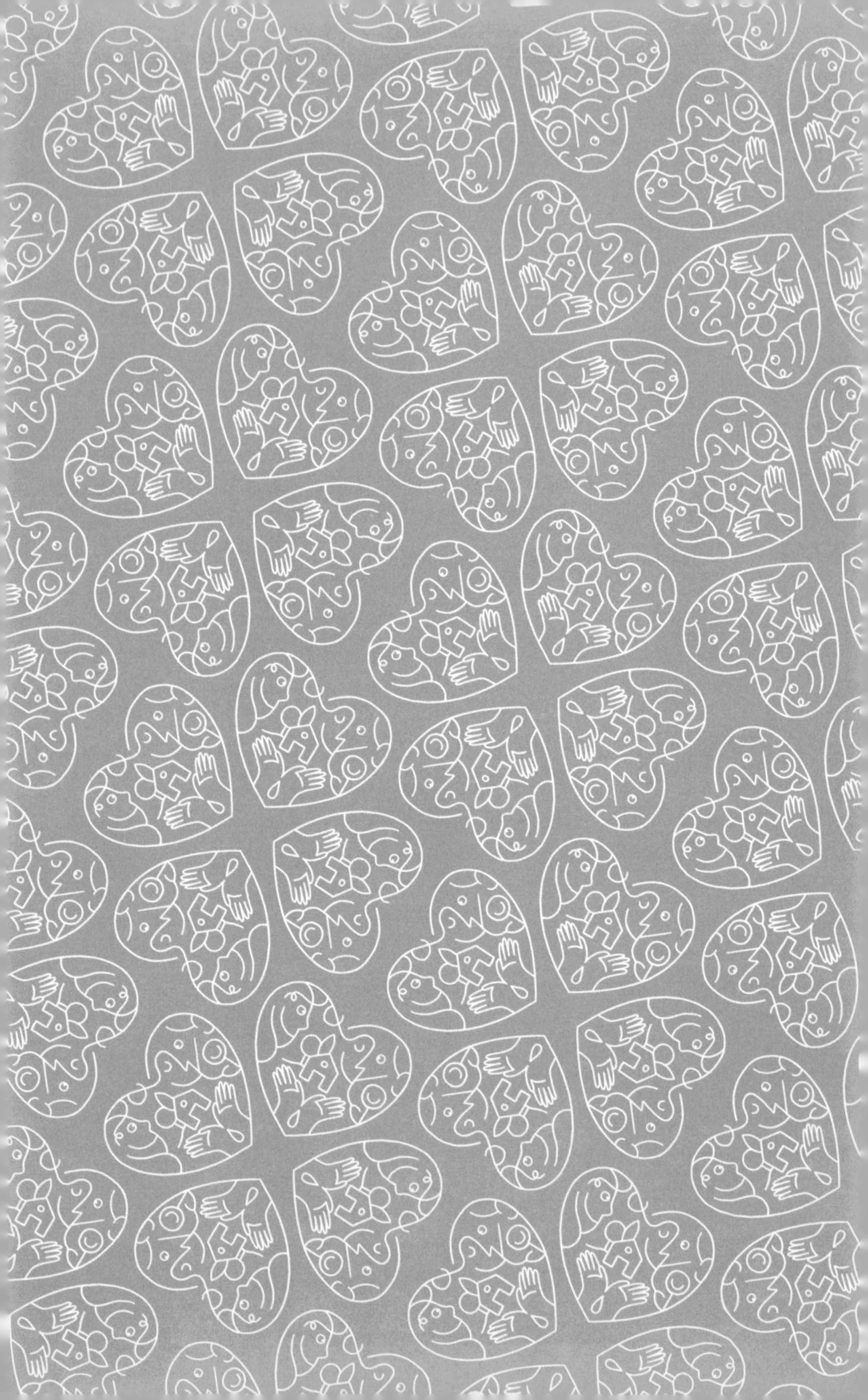

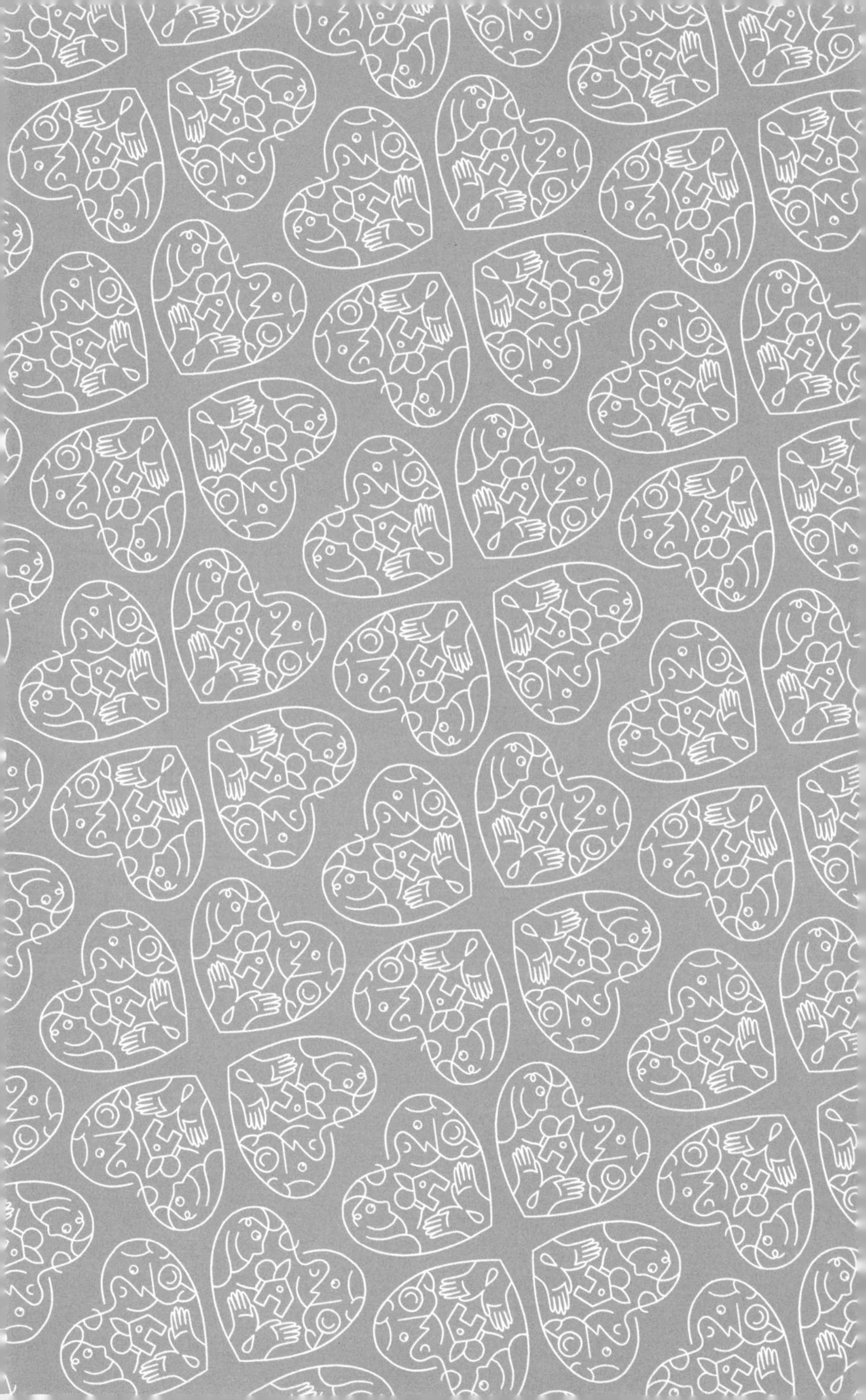

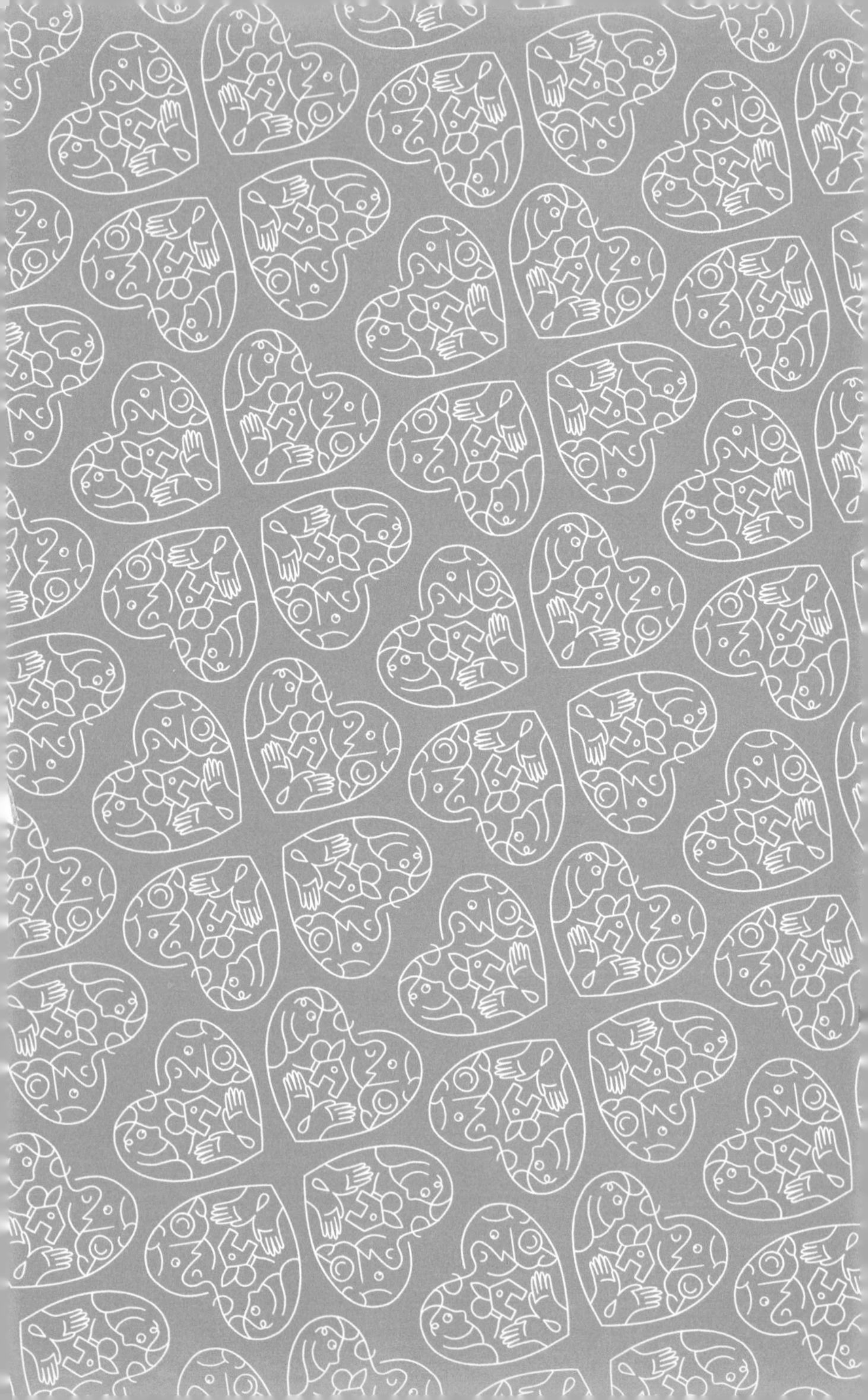